Dietmar Lüchtenberg / Christian Görgner

Perfektes Krafttraining
mit der SAK-Methode

Dietmar Lüchtenberg / Christian Görgner

Perfektes Krafttraining
mit der SAK-Methode

Einbandgestaltung: Sven Rauert
Titelbild: Dietmar Lüchtenberg
Bildnachweis: Alle Fotos stammen von Dietmar Lüchtenberg.

Eine Haftung des Autors oder des Verlages und seiner Beauftragten für Personen-, Sach- und Vermögensschäden ist ausgeschlossen.

ISBN 978-3-613-50623-7

Copyright © 2010 by Verlag pietsch, Postfach 103742, 70032 Stuttgart.
Ein Unternehmen der Paul Pietsch Verlage GmbH & Co.

1. Auflage 2010

Sie finden uns im Internet unter:
www.pietsch-verlag.de

Nachdruck, auch einzelner Teile, ist verboten. Das Urheberrecht und sämtliche weiteren Rechte sind dem Verlag vorbehalten. Übersetzung, Speicherung, Vervielfältigung und Verbreitung einschließlich Übernahme auf elektronische Datenträger wie DVD, CD-ROM, Bildplatte usw. sowie Einspeicherung in elektronische Medien wie Bildschirmtext, Internet usw. sind ohne vorherige schriftliche Genehmigung des Verlags unzulässig und strafbar.

Lektor: Oliver Schwarz
Innengestaltung: Jennifer Prosser, TEBITRON GmbH
Druck und Bindung: Vychodoslovenske, Tlaciarne, Kosice
Printed in Slowak Republic

Inhalt

Vorwort 6

1. Was ist Sensomotorisch akzentuiertes Krafttraining (SAK)? 7

2. Koordination und die Zusammenhänge von Sinnesreizen und Motorik 11

3. Sportwissenschaftliche Grundlagen eines SAK-Trainings 16

4. Vorteile dieses Krafttrainings 19

5. Grundsätzliches zum SAK-Training 21
5.1. Methodische Grundsätze 21
5.2. Merkhilfe für die Übungsvermittlung 24
5.3. Der Aufbau des Übungsprogrammes 26

6. Sensomotorisches Basistraining 27

7. Sensomotorisch akzentuiertes Krafttraining 74

8. Trainingsbeispiele 109
8.1. Zusammenstellung des persönlichen Trainingsplans 109
8.2. Trainingsbeispiel für den Beginner 113
8.3. Trainingsbeispiel für den Spielsportler 119
8.4. Trainingsbeispiel für den ambitionierten Läufer 126
8.5. Trainingsbeispiel für den Rückschlagspieler 132

Literaturhinweise 138

Vorwort

Athleten, Trainer und Trainingswissenschaftler haben seit jeher versucht die körperliche Leistungsfähigkeit durch immer neue Trainingsmaßnahmen zu verbessern. Waren diese Überlegungen anfangs lediglich auf den Spitzensport beschränkt, so hat sich durch den Sinneswandel eines auf Gesundheit und Aktivität ausgerichteten Gesellschaftssystems auch die Notwendigkeit ergeben, für den Freizeit- und Breitensportler geeignete Trainingsverfahren zu entwickeln, die den Gesamtköper und nicht nur einzelne Muskeln trainieren.

Ein wesentliches Prinzip des körperlichen Trainings ist die Vielfalt der Belastungsstruktur. Einseitiges Training führt schnell zu Überlastungserscheinungen und hohem Verletzungsrisiko. Wurden Überlastungserscheinungen und Verletzungen im Spitzensport durch spezielle physiotherapeutische Übungen mit sensomotorischem Anforderungscharakter im Sinne einer sportartspezifischen Rehabilitation behandelt, so hat sich daraus auch die Notwendigkeit eines präventiven Trainings entwickelt. Neue Trainingsverfahren beziehen immer mehr das optimale Zusammenspiel der Gesamtkörpermuskulatur innerhalb eines Bewegungsvollzuges ein. Eine erfolgreiche Bewegungskoordination beinhaltet neben der Informationsaufnahme durch Körperrezeptoren verstärkt das fein abgestimmte Verhalten von neuronaler Ansteuerung und sich daraus entwickelnder motorischer Aktivität. Da unser gesamtes Leben eine beständige Auseinandersetzung mit der Schwerkraft und damit mit dem Gleichgewicht ist, liegt es nahe, zur Körperstabilisierung und Muskelkräftigung ein Training in der Instabilität zu fordern. Der Reiz der meisten sportlichen Herausforderungen liegt ja gerade darin, sich dem Ungleichgewicht zu stellen und es im nächsten Moment wiederherzustellen. Instabilität kann demnach als konstituierendes und motivierendes Prinzip der menschlichen Bewegung und der sportlichen Herausforderungen gesehen werden. Die Sportartikelindustrie hat darauf reagiert und eine Vielzahl von Geräten entwickelt, die ein Training in der Instabilität ermöglichen.

Das vorliegende Buch soll zur Systematisierung der einzelnen Geräte beitragen und Möglichkeiten aufzeigen, wie diese Geräte im Sinne eines Krafttrainings der Gesamtkörpermuskultur eingesetzt werden können. Von der ersten Idee bis zur Umsetzung der vielfältigen Übungsformen haben uns viele Personen geholfen, denen wir zu Dank verpflichtet sind. Allen voran natürlich unsere Familien, die uns in vielfältigen Diskussionen zur Seite standen und uns jederzeit unterstützt haben das Buchprojekt zu vollenden. Ein besonderer Dank gilt den Sportstudierenden, die sich für das Fotomaterial zu Verfügung stellten. Dank gilt auch der Fa. Flexi-bar®, die uns mit Ihren Trainingsgeräten unbürokratisch und schnell unterstützten.

Mögen alle Trainierenden durch dieses Sensomotorisch akzentuierte Krafttraining in der Instabilität, ihre Stabilität für Sport und das tägliche Leben erlangen.

Allensbach, im Februar 2010

Dr. Dietmar Lüchtenberg und
Christian Görgner

Was ist Sensomotorisch akzentuiertes Krafttraining (SAK)?

Die meisten Sportler absolvieren routinemäßig ihr Krafttraining, ohne sich bewusst zu machen, was ihr Körper in Wirklichkeit für ein Training benötigt. Es werden lediglich Muskeln trainiert, ohne auf das spezifische Zusammenspiel dieser Muskeln innerhalb einer Bewegung zu achten.

Das Trainieren der Muskeln ist nur funktionell sinnvoll, wenn es mit einer motorischen Bewegung für eine bestimmte Tätigkeit oder eine bestimmte Sportart verbunden ist. Einseitiges Krafttraining isolierter Muskelgruppen ist sinnlos, wenn nicht im gleichen Maße die sensorischen Elemente disziplinspezifisch mit einbezogen werden.

Das **S**ensomotorisch **A**kzentuierte **K**rafttraining **(SAK)** bedeutet nicht nur eine Verbesserung der Gleichgewichtsfähigkeit und der Tiefensensibilität, sondern es umfasst ein Training, das die Skelettmuskulatur nach dem Prinzip der kinästhetischen Funktionsketten miteinander verbindet. Nicht ein Muskel wird einzeln trainiert, sondern die funktionelle Verbindung von Muskelketten, die für ein bestimmtes Ziel erforderlich sind. Mit diesem Training wird durch gezielte Herausforderungen des neuromuskulären Systems eine erhöhte Qualität der Haltungs- und Bewegungskoordination erzielt. Der Erfolg des *SAK-Trainings* ergibt sich durch bewusste und präzise Übungsausführung, die optimierte motorische Programme ausbilden, sodass sie in der Alltagsmotorik und den jeweiligen Sportarten abrufbereit sind.

Der präventive Charakter des *SAK-Trainings* zeigt sich darin, dass die Führung der Gelenke optimiert wird und durch die effizientere Rekrutierung ganzer Muskelketten die Mantelspannung um die Gelenke fördert. Die Art und Weise des *SAK-Trainings* fördert insbesondere die für die Bewegungspraxis relevante Muskulatur, um den Körper optimal auf die Belastungen der jeweiligen sportlichen Disziplin vorzubereiten.

Der herausragende Teil eines *SAK-Trainings* ist die Ansteuerung und Stärkung der segmentalen Muskulatur. Die segmentale Muskulatur (oder auch Tiefenmuskulatur ge-

Was ist SAK?

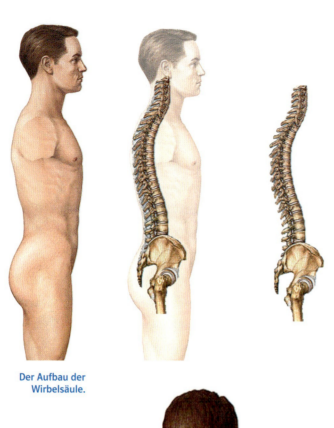

Der Aufbau der Wirbelsäule.

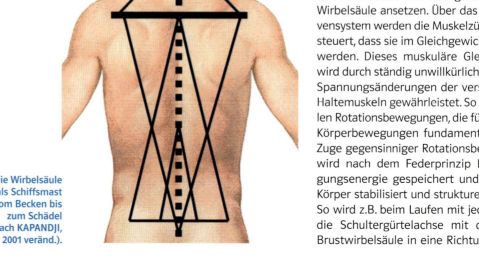

Die Wirbelsäule als Schiffsmast vom Becken bis zum Schädel (nach KAPANDJI, 2001 veränd.).

nannt) ist die eigentliche Haltemuskultur des Körpers, die dem Menschen den aufrechten Gang ermöglicht. Sie überzieht lediglich ein Gelenk oder ein Wirbelsäulensegment (= zwei benachbarte Wirbelkörper) und ist entscheidend für eine gesunde und physiologische Körperhaltung.

Die Auswirkungen eines SAK-Trainings auf die Rumpfstabilisierung

Betrachtet man die Wirbelsäule als Zentrum des Rückens, so ist sie keine starre Säule, sondern eine Kette aus 24 verschiedenen Einzelgliedern (Wirbelkörper) und erfüllt sowohl stabilisierende wie elastisch-biegsame Funktionen.

Nach KAPANDJI (2001) kann die Wirbelsäule als Achsensystem bautechnisch mit einem Schiffsmast verglichen werden, der vom Becken bis zum Schädel zieht. In Schulterhöhe trägt er als Querverstrebung den Schultergürtel. Muskel und Bänder verspannen die Wirbelsäule in jeder Etage dieses Mastes. Ein weiteres Muskel- und Bandsystem kann mit Haltetauen verglichen werden und vertäut die Wirbelsäule rautenförmig (LÜCHTENBERG, 2005).

Die dosiert aufeinander abgestimmte Bewegungs- und Stabilisationsfunktion der Wirbelsegmente untereinander wird durch ca. 300 Einzelmuskeln ermöglicht, die an der Wirbelsäule ansetzen. Über das Zentralnervensystem werden die Muskelzüge so angesteuert, dass sie im Gleichgewicht gehalten werden. Dieses muskuläre Gleichgewicht wird durch ständig unwillkürlich gesteuerte Spannungsänderungen der verschiedenen Haltemuskeln gewährleistet. So auch bei allen Rotationsbewegungen, die für vielfältige Körperbewegungen fundamental sind. Im Zuge gegensinniger Rotationsbewegungen wird nach dem Federprinzip Beschleunigungsenergie gespeichert und damit der Körper stabilisiert und strukturell entlastet. So wird z.B. beim Laufen mit jedem Schritt die Schultergürtelachse mit der oberen Brustwirbelsäule in eine Richtung gedreht

Was ist SAK?

und gleichsam die Beckenachse mit der unteren Brust- und Lendenwirbelsäule diametral rotiert. Dieser Verschraubungsgrad zwischen dem Schulter- und Beckengürtel kann mit zunehmender Ermüdung, z.B. bei einem Marathonlauf, abnehmen. Mit dieser eingeschränkten Rotationsfähigkeit gehen auch reduzierte Dämpfungseigenschaften und damit verbunden höhere Wirbelsäulenbelastungen einher.

Diese gegensinnigen Wirbelsäulenrotationen werden aktiv durch die tiefe Rückenmuskulatur *(m. rotatores, m. semispinalis, m. multifidus)* und die tiefen Bauchmuskelschichten *(m. transversus abdominis, m. obliquus internus et externus)* ermöglicht. Dabei wird die Stabilität primär durch die tiefe autochthone Muskulatur und sekundär mittels wirbelsäulenferner Muskulatur gewährleistet. Die Sicherung der Stabilität ist vor allem zur Sicherung der Lage der Bandscheiben zwischen den Wirbelkörpern wichtig.

Daher ist ein Training der tiefen Rückenmuskulatur dem Training der oberflächlichen Rückenmuskulatur vorzuschalten, da nur ein gut funktionierendes wirbelsäulennahes Muskelsystem die benötigte Stabilität für Bewegungsfunktionen oberflächlicher Muskelschichten garantiert (LÜCHTENBERG, 2005).

Häufig jedoch beschränkt sich ein Training der Rückenmuskulatur auf oberflächliche Muskelschichten, deren Funktion für eine Absicherung der axialen Wirbelsäulenstabilität als eher gering anzusehen ist. Es ist vielmehr davon auszugehen, dass je tiefer die Muskulatur liegt, sie umso stärker die Wirbelsäule stabilisiert. Oberflächlich liegende polysegmentale Muskelschichten führen mit ihren langen Hebelarmen großamplitudige Alltagsbewegungen und Gleichgewichtsfunktionen aus, während die monosegmentalen tiefen Muskelschichten einzelne Segmente untereinander gegenseitig verspan-

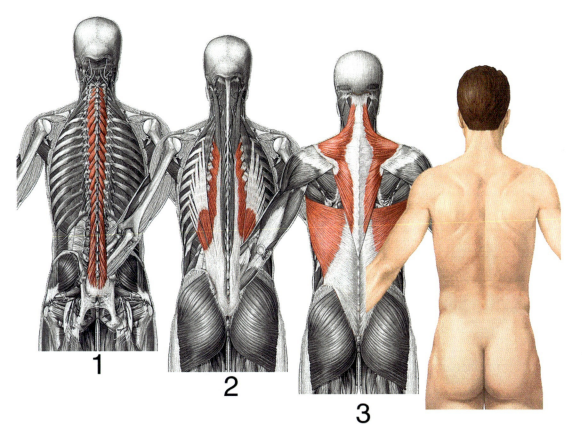

Die einzelnen Schichten der Rückenmuskulatur (1 = tiefe Schicht, 2 = mittlere Schicht, 3 = oberflächliche Schicht).

nen und für hohe Haltefunktionen verantwortlich sind. Dieser funktionelle Zusammenhang zwischen der oberflächlichen und der tiefen Rückenmuskulatur beruht darauf, dass die Oberflächenmuskulatur Beschleunigungsarbeit leistet und Körperbewegungen vollzieht, die auf ein durch die tiefe Muskulatur stabilisiertes System erfolgen muss.

Ist die segmentale Muskulatur (Tiefenmuskulatur) durch Abschwächung nicht mehr in der Lage für Stabilisation zu sorgen, übernimmt teilweise die oberflächliche polysegementale Muskulatur diese Funktion. Dazu ist die Oberflächenmuskulatur weder stoffwechselphysiologisch noch neuronal in der Lage und es kann zu Verspannungen und schmerzhaften Verhärtungen kommen.

Die Umsetzung dieses funktionellen Zusammenhangs kann nur erfolgen, wenn alle Muskeln der einzelnen Schichten in der richtigen Balance arbeiten. In der heutigen Gesellschaft mit ihren einseitig-monotonen Tätigkeiten und der vorwiegend sitzenden Körperhaltung kommt es jedoch immer häufiger zu muskulären Dysbalancen, die gepaart mit Körperfehlpositionierungen zu einer Überforderung der meist schwach ausgebildeten tiefen Rückenmuskulatur und daraus resultierenden hohen Bandscheibenbelastungen führen können (LÜCHTENBERG, 2005).

Daher gebührt der tiefen monosegmentalen Rückenmuskulatur als Hauptakteur des wirbelumspannenden Muskelsystems größte Aufmerksamkeit. Sie sichert die korrekte Ausrichtung der Wirbelkörper gegeneinander ab und sollte daher auch bei einem sensomotorisch akzentuierten Krafttraining zur Stabilisierung der Wirbelsäule im Vordergrund des Trainings stehen. Um ein derartiges Training der tiefen Rückenmuskulatur sinnvoll durchzuführen, sind geringe Bewegungsamplituden mit rotatorischen Bewegungskomponenten zu gewährleisten. Zudem ist auf einen minimierten Kraftaufwand zu achten, da ansonsten verstärkt die oberflächlich liegende Rückenmuskulatur rekrutiert wird bei gleichzeitiger Hemmung der monosegmentalen Tiefenmuskulatur.

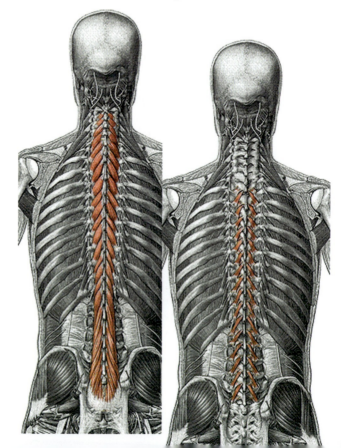

Die tiefe Schicht der Rückenmuskulatur (1 = *m. multifidus*, 2 = *m. rotatores*).

Koordination und die Zusammenhänge von Sinnesreizen und Motorik

Jede menschliche Bewegung setzt den koordinierten Einsatz von Muskelkontraktionen voraus. Dieser geordnete Einsatz von Muskelaktivitäten wird in der sportwissenschaftlichen Literatur oftmals mit dem Begriff der Koordination belegt. Dabei ist dieser Begriff äußerst komplex und wird in der Literatur von diversen Autoren recht unterschiedlich definiert. Allen Beschreibungen ist gemein, dass Koordination ein Zusammenspiel des neuronalen und des muskulären Systems ist, um einen gezielten Bewegungsablauf durchführen zu können. Nach HÄFELINGER/SCHUBA (2009) ist demnach Koordination der zentrale Faktor der motorischen Leistungsfähigkeit und bestimmt in entscheidendem Maße die Ausprägung der motorischen Grundeigenschaften Kraft, Schnelligkeit, Ausdauer und Beweglichkeit in der menschlichen Bewegung. Dabei muss der Begriff der Koordination als Sammelbegriff einer Anzahl unterschiedlicher koordinativer Fähigkeiten verstanden werden, die es dem Menschen ermöglicht, Bewegungen zu erlernen, zu steuern und anzupassen (siehe unten).

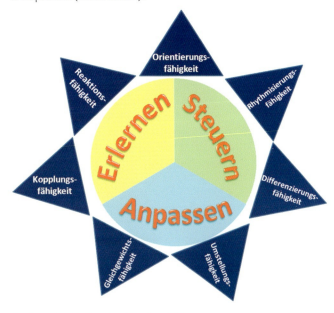

Strukturelles Gefüge koordinativer Fähigkeiten (nach ZIMMERMANN, 1998, veränd.).

Sinnesreize und Motorik

Zu den koordinativen Fähigkeiten werden nachfolgende sieben Komponenten gezählt:

- Gleichgewichtsfähigkeit
- Reaktionsfähigkeit
- Differenzierungsfähigkeit
- Kopplungsfähigkeit
- Antizipationsfähigkeit
- Rhythmisierungsfähigkeit
- Umstellungsfähigkeit

Dabei werden die sieben koordinativen Fähigkeiten im täglichen Leben wie auch in sportlichen Bewegungsabläufen dazu eingesetzt, Haltungs- und Bewegungsabläufe zu optimieren, die Bewegungsökonomie zu verbessern und die Bewegungssicherheit aufrecht zu halten. Für die muskuläre Belastung bei einer Bewegung bedeutet dies erhöhte Leistungsfähigkeit durch einen verminderten Energieaufwand und verminderten Krafteinsatz und dadurch eine erhöhte Ermüdungswiderstandsfähigkeit. Dies kann wiederum der Verletzungsprophylaxe dienen, um mögliche Fehlbelastungen zu vermeiden und eine ausgewogene Bewegungskontrolle in allen Bewegungssituationen zu sichern. Eine derartige Bewegungskontrolle ist jedoch nur möglich, wenn die dem Menschen eigenen Sensorsysteme eine Rückmeldung über die Lage des Körpers im Raum geben. Diese Rückmeldung der Sensorsysteme und die Verarbeitung der Signale werden durch physiologische und psychologische Wahrnehmungsprozesse gesteuert. Die physiologische Wahrnehmung benötigt spezialisierte sensorische Rezeptorsysteme, die sich in drei funktionelle Komponenten unterteilen lassen:

- Visuelle, akustische, vestibuläre und kinästhetische Sinnesorgane nehmen physikalische oder chemische Reizsignale auf und wandeln sie in bioelektrische Aktionspotentiale um.
- Die Weiterleitung der Aktionspotentiale erfolgt dann über sensorische Nervenbahnen an spezielle Hirnareale. Je nach Art des Reizes werden unterschiedliche Sinneskanäle genutzt.
- Die Verarbeitung der physiologischen Wahrnehmung erfolgt dann in speziellen Hirnzentren. Dort entstehen je nach persönlicher Erfahrung subjektive psychologische Wahrnehmungen und Empfindungen (WOLLNY, 2007).

Nach WOLLNY (2007) lassen sich die sensorischen Mechanismen in **Exterozeptoren** und **Propriozeptoren** unterteilen.

Zu den **Exterozeptoren** gehören das Auge und das Ohr, mit denen der Mensch Informationen aus seiner Umwelt und zu seiner persönlichen Bewegung aufnehmen kann. Außenstehende Objekte, die eigene oder fremde Bewegung können nur dann differenziert erfasst werden, wenn das Individuum die Aufmerksamkeit seiner Rezeptorsysteme auf gegebene aktuelle Bedingungen einstellt.

Propriozeptoren liegen in den Muskeln, Sehnen, Gelenken und der Haut und geben jederzeit Auskunft über die Stellung und die Bewegung unseres Körpers im Raum. Die Sensortätigkeit der Propriozeptoren wird auch als Propriozeption oder Tiefensensibilität bezeichnet und wird nach SCHMIDT et al. (2005) durch den Stellungssinn, den Bewegungssinn und den Kraftsinn charakterisiert.

Die Verarbeitung dieser Sinnesempfindungen kann einerseits über zentralnervöse Verarbeitungsprozesse und andererseits über spinale Reflexe (monosynaptisch/polysynaptisch) erfolgen. Hierbei sind motorische Reflexe wichtige Bestandteile der Bewegungskontrolle zur Fixierung von Gelenkstellungen, zur muskulären Aktivitätsbereitschaft und zum Schutz vor morphologischen Überbelastungen. Ein reines Training dieser Sinnesempfindungen, ein sogenanntes propriozeptives Training, sorgt jedoch allein nicht dafür, dass bei einer Gleichgewichtsauslenkung der Körper wieder ins Gleichgewicht zurückgebracht wird. Neben der Wahrnehmung und Verarbeitung der Sinnesreize (Afferenz), ist die motorische Beantwortung dieser Reize (Efferenz) von entscheidender Bedeutung für die Bewegungskontrolle. Somit lassen sich die Begriffe *Sensorik* (Wahrnehmung von Sinnesreizen) und *Motorik* (Reaktion auf Sinnesreize) unterscheiden. Fügt man beide Bergriffe zur *Sensomotorik* zusammen, so wird deutlich, dass das Zusammenspiel von neuronalen und muskulären Aspekten gemeint ist. Hier steht die *Sensorik* für die Aufnahme und Weiterleitung von Informationen an das Zentralnervensystem (Gehirn und Rückenmark) und die *Motorik* für die Ansteuerung und die sich daraus entwickelnde motorische Aktion (z.B. Anspannung von Muskulatur). Auch wenn in früheren Literaturquellen bei einem Gleichgewichtstraining auf instabilen Unterlagen häufig von einem propriozeptiven Training gesprochen wurde, kann nach den soeben beschriebenen Unterteilungen das propriozeptive Training lediglich als Teilaspekt eines *sensomotorischen Trainings* verstanden werden. Der Gesamtbegriff sensomotorisches Training umfasst demnach einerseits die *Sensorik*, die Wahrnehmung und andererseits die *Motorik*, die Umsetzung in Bewegung. Damit wird dieses Komplexgeschehen deutlich und kann als eine Verbesserung des Gefühls für die Interaktion zwischen Sportler und Umgebung eingeordnet werden, so dass der Trainierende in Abhängigkeit von unterschiedlichen Umgebungsbedingungen und unterschiedlichen Untergründen seinen Körper jederzeit sicher im dynamischen Gleichgewicht halten kann. Die Sensomotorik ist somit für die Steuerung und die Kontrolle der Bewegungen verantwortlich. Alle Bewegungen des menschlichen Körpers verlaufen im ständigen Wechsel von sensorischen Reizen und deren motorischer Umsetzung ab. Für diese Umsetzung ist Kraft erforderlich. Je besser der Wechsel von Sensorik zu Motorik funktioniert, desto weniger Kraft ist zum Erreichen eines Bewegungsziels erforderlich. Daher dient eine Verbesserung der Koordination (dem Nerv-Muskel-Zusammenspiel im intra- wie intermuskulären Bereich) nicht nur einer guten Körperstabilität während einer Belastung, sondern vor allem auch einer Verringerung des Energieaufwandes in der jeweiligen motorischen Aktion.

Im Rahmen des sensomotorischen Systems gehört die Mobilität als auch die Stabilität des Körpers zu den Varianten der mo-

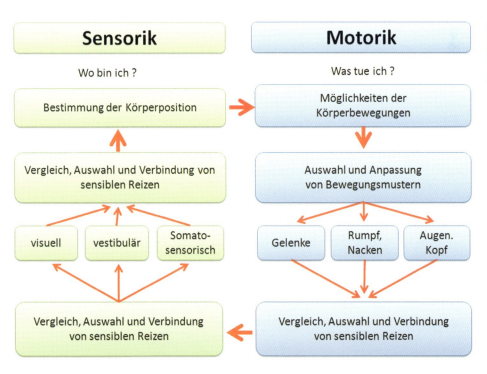

System der Haltungskontrolle (nach DIEMER/SUTOR, 2007).

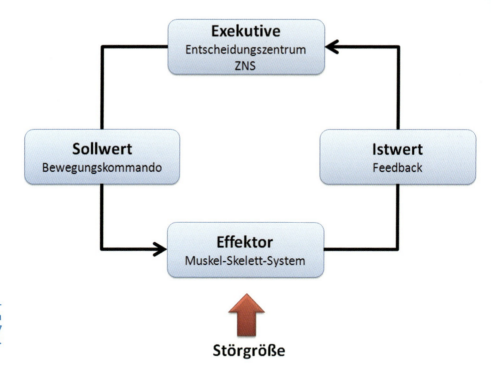

Closed-Loop-Modell (nach WOLLNY, 2007 veränd.).

torischen Kontrolle des Menschen. Wie eine derartige motorische Kontrolle abläuft, wird auf der Basis der biologischen Kybernetik erklärbar. Hierbei werden zwei biokybernetische Konzepte unterschieden. Die Bewegungsregelung (Closed-Loop-Kontrolle) ermöglicht durch andauernde Verarbeitung der sensorischen Rückmeldung innerhalb eines Kreisprozesses auch während einer Bewegung eine Kompensation äußerer Störgrößen oder eine Veränderung der Bewegungsausführung, wenn die motorische Fähigkeit länger als 200 Millisekunden andauert. Hier wird ständig zwischen Bewegungsplan und Bewegungsoutput verglichen (Soll-Istwert-Vergleich). Nachfolgendes Schaubild verdeutlicht die Zusammenhänge in einem Closed-Loop Modell.

Bei der Organisation von Bewegungen unter 200 Millisekunden spricht man von Bewegungssteuerung (Open-Loop-Kontrolle), die durch bereits vorstrukturierte Bewegungsvorschriften im Gehirn gewährleistet wird. Eine Informationsverarbeitung kann über Rückinformation (Reafferenzen) nicht stattfinden, da die Bewegung schneller verläuft als die Reflexmechanismen zurückmelden können. Die Bewegung kann hinsichtlich ihrer Zielvorstellung nicht mit situativen Anpassungen modifiziert werden. Daher muss in diesem Fall die Bewegungsplanung im Zentralnervensystem gut vorbereitet sein und äußere Störeinflüsse können nur dann kompensiert werden, wenn sie vor Bewegungsbeginn bekannt waren. Dies hängt jedoch stark von bereits gemachten Bewegungserfahrungen ab. Je größer diese sind, desto größer ist die Wahrscheinlichkeit, dass antizipatorisch die richtige muskuläre Vorspannung aufgebaut wird, um die Bewegung zu steuern. Dies gilt vor allem bei Bewegungsmechanismen, die zu Distorsionstrau-

Open-Loop-Modell (nach LOOSCH, 1999, veränd.).

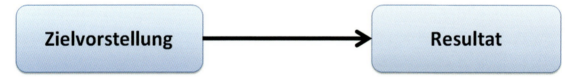

mata führen können wie z.B. das Landen auf instabilen Unterlagen (Fuß des Gegners bei zweikampforientierten Ballsportarten).

In älteren Koordinationskonzepten wurde das Koordinationstraining fertigkeitsunspezifisch strukturiert. Diese Ansicht hat sich in den vergangenen Jahren zugunsten einer sportartspezifischen Koordinationsschulung gewandelt. Ein allgemeines sensomotorisches Training verbessert zwar qualitativ die Leistung der beteiligten Organsysteme, da sie vielfach gereizt werden, ein positiver Transfer auf die Anforderungsstruktur der Sportart steigt jedoch, je gleichartiger die Bewegungsaufgaben zur jeweiligen Anforderungsstruktur sind. Daraus ergibt sich die Forderung nach einem fertigkeitsorientierten sensomotorischen Training, das der Spezifität der koordinativen Anforderungsstruktur der jeweiligen Sportart oder der jeweiligen Bewegung gerecht wird. Dieser integrative Ansatz, der die sensomotorischen Anforderungen nur im Zusammenhang mit der sportartspezifischen Bewegungsaufgabe sieht, ist vor allem in Sportarten mit offenem Fertigkeitsniveau mit sich ständig verändernden Umgebungseinflüssen umzusetzen (Spielsportarten, Outdoor-Sportarten).

Schematisch kann ein sensomotorisches Training im Sinne eines sensomotorischen Rückkopplungsmechanismus wie in der Abbildung unten dargestellt werden.

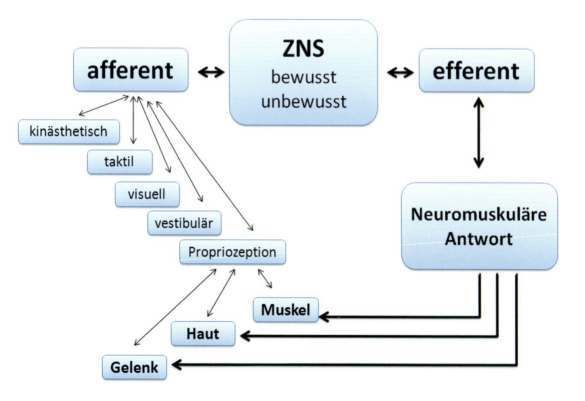

Schema der sensomotorischen Rückkopplung (nach JEROSCH 2007, veränd.).

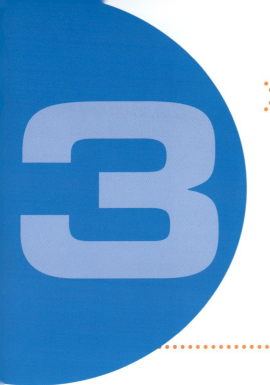

3 Sportwissenschaftliche Grundlagen eines SAK-Trainings

Sportliches Training, unabhängig von der Zielgruppe, hat immer die individuelle Leistungssteigerung zum Ziel. Ausdauertraining zielt dabei auf die Verbesserung des Herzkreislaufsystems ab, während ein Krafttraining auf die Anpassung des neuromuskulären Systems ausgerichtet ist. Nach KIBELE et al. (2009) besteht in der Kopplung von motorischen und sensorischen Systemen ein häufig unterschätzter Einflussfaktor bei der Steigerung der Kraftfähigkeiten nach entsprechenden Trainingsmaßnahmen. Dabei müssen sportliche Leistungen immer im Rahmen einer sensomotorischen Interaktion zwischen muskulären Aktionen und unterschiedlichen Einflussgrößen (Umwelteinflüssen, Gegner etc.) sowie körperinternen Rückkopplungsprozessen bewertet werden. Dies ist vor allem in den zweikampforientierten Sportspielen mit offenem Fertigkeitsniveau der Fall.

Die Unterteilung von geschlossenen und offenen Fertigkeiten wurde vielfältig in der Literatur beschrieben (BREHM 1998, ROTH, 1998, SCHÖLLHORN 1999). Demnach sind geschlossene Fertigkeiten, Fertigkeiten bei deren Anwendung es auf eine festgelegte, möglichst stabile und fehlerfreie Reproduktion ankommt. Dies ist vor allem in jenen Sportarten der Fall, die durch weitgehend vorhersehbare und konstante (so genannte geschlossene) Ausführungsbedingungen gekennzeichnet sind (z.B. Schwimmen, Turnen). Offene Fertigkeiten sind dadurch gekennzeichnet, dass sich einzelne Bewegungsparameter nicht vorab festlegen lassen, da Variationen im Umfeld ständige Neuanpassungen der Fertigkeiten erfordern. Der Sportler muss auf variable, rasch wechselnde und nur schwer vorhersehbare Situationen reagieren, das heißt, er muss ebenfalls die Grundtechniken beherrschen, aber darüber hinaus noch in der Lage sein, dies in wechselnden Situationen anzuwenden. Neben dem Neulernen und Automatisieren rücken damit das Variations- und Anwendungstraining in den Vordergrund (z.B. Natursportarten). Die Tabelle fasst nochmals die Unterschiede zusammen.

Bemerkenswert ist, dass bisher in vielen Sportarten mit offenem und geschlossenem Fertigkeitsniveau sensomotorisches Training

Erlernen motorischer Fertigkeiten	
Geschlossene Fertigkeiten	Offene Fertigkeiten
Festgelegte, möglichst stabile und fehlerfreie Reproduktion von Bewegungen.	Einzelne Bewegungsparameter sind nicht vorab festlegbar.
Gekennzeichnet durch vorhersehbare und konstante Ausführungsbedingungen.	Variationen im Umfeld erfordern dauernde Neuanpassung der Fertigkeiten.
Vermittlungsweg: Neulernen, Automatisierung, Stabilisierung durch methodische Reihen vom Einfachen zum Schweren.	*Vermittlungsweg:* Neulernen und beständiges Variations- und Anwendungstraining.
Beispiele: Turnen und Schwimmen.	Beispiele: Natursportarten wie Mountainbiken bzw. Spielsportarten.

Erlernen motorischer Fertigkeiten.

lediglich als Training der Gleichgewichtsregulation aufgefasst wurde (Page, 2006; Taube et al. 2007). Nach KIBELE et al. (2009) wäre es für viele Sportarten, in denen der Körper bewegt oder Kräfte auf Geräte oder Gegner ausgeübt werden, plausibler, wenn sensomotorisches Training sowohl propriozeptive (Gleichgewicht und Körperstabilität) als auch neuromuskuläre (Kraft-)Systeme beanspruchen würde. Demnach liegt der Schluss nahe, ein spezifisches Krafttraining auf instabilen Unterlagen durchzuführen (BEHM/ANDERSON 2006). Der Effekt, der einem Krafttraining unter Instabilität zugeschrieben wird, liegt in der Tatsache, dass das neuromuskuläre System in einem höheren Maß beansprucht wird als bei einem konventionellen Krafttraining auf stabiler Unterlage. Der Grund hierfür wird in der Instabilität der Übungsbedingungen gesehen, die die sensomotorisch-neuromuskuläre Anpassung durch variablere Trainingsreize verstärkt. Diese Argumentation ist vor allem vor dem Hintergrund zu sehen, dass viele sportliche Aktivitäten z.B. in den zweikampforientierten Ballsportarten oder in Outdoor-Sportarten wie Skilauf, Mountainbiken etc. durch ausgedehnte Phasen der Instabilität charakterisiert sind. Demnach würde ein Krafttraining auf instabilen Untergründen den Anforderungen an die Gleichgewichtserhaltung und der Kraftentfaltung im dynamischen Ungleichgewicht dieser Sportarten in besonderer Weise gerecht. Kritiker eines Krafttrainings in der Instabilität weisen darauf hin, dass der für eine neuromuskuläre und morphologische Anpassung der Muskulatur notwendige trainingswirksame Reiz auf instabilen Untergründen nicht aufgebaut werden könnte. Demnach wäre die Reizintensität zu gering und ein alleiniges sensomotorisches Krafttraining würde eher zur Verringerung des Maximalkraftniveaus führen (BEHM et al. 2002). Zudem müssen in Anlehnung an das sogenannte Spezifitätsprinzip die Übungsformen so gewählt werden, wie sie den Ausführungsmodalitäten der jeweiligen Sportart entsprechen. Folgt man diesen Ausführungen, so kann ein Instabilitätstraining im Sinne eines sportartspezifischen Gleichgewichtstrainings nur mit geringen Belastungsintensitäten stattfinden. Postuliert man jedoch Instabilität selbst als Trainingsspezifik, so könnte ein Krafttraining unter instabilen Bedingungen als Trainingsmittel verstanden werden. Dies wäre sicherlich als Kompromiss zwischen dem Spezifitätsprinzip und dem Prinzip des trainingswirksamen Reizes anzusiedeln.

Der klare Vorteil, den ein Krafttraining unter instabilen Bedingungen bringt, liegt in der größeren Aktivierung der stabilisierenden Rumpfmuskulatur gegenüber einem Training auf stabilen Untergründen (ANDERSON/BEHM, 2005). Die Bedeutung dieses Effektes einer höheren Rumpfmuskelaktivierung muss vor dem Hintergrund gesehen werden, dass gut ausgeprägte Maximal- und Schnellkraftleistungen nur über eine aktivierte Rumpfmuskulatur in die jeweilige sportliche Bewegung umgesetzt werden können. Dieser Aspekt wird vor allem von den Autoren VERSTEGEN (2006), – *CORE Performance Training*- und SCHMIDTLEIN et al. (2007) – *nicht nur Muskeln, sondern den Körper trainieren*-, umgesetzt. Nach einer Studie von KIBELE et al. (2009) bewirkt ein Instabilitätstraining mit Lasten geringfügiger Belastungsintensität keine schlechteren Ergebnisse als ein traditionelles Krafttraining auf stabilen Untergründen. Es konnten sogar Vorteile des Instabilitätstrainings vor allem bei Bewegungsaufgaben festgestellt werden, die die Rumpfstabilisatoren (z.B. bei Situps) in besonderem Maße benötigen und bei Bewegungen, die hohe Anforderungen an Kraft, Gleichgewicht und Koordination (z.B. Einbein-Seriensprünge) erforderlich machen. Diese Voraussetzungen sind in vielen Sportarten zu finden, die offene Bewegungsfertigkeiten unter variablen Umgebungsbedingungen umsetzen (z.B. zweikampforientierte Ballsportarten, Outdoor-Sportarten etc.). Diese Untersuchungen sprechen demnach stark für ein sensomotorisch akzentuiertes Krafttraining, dass einerseits der Bewegungsspezifität der jeweiligen Sportart entspricht und andererseits die Anpassung an variable instabile Bedingungen erfordert. Dabei muss ein derartiges Krafttraining auf instabilen Untergründen durch ein sensomotorisches Basistraining ohne Zusatzlasten vorbereitet werden. Inwieweit dem Trainingsprinzip des trainingswirksamen Reizes in Form entsprechend hoher Zusatzlasten entsprochen wird, hängt sicherlich auch von dem Grad der Instabilität ab. Dieses herauszufinden bedarf noch weiterführender Studien als auch einer besonderen Aufmerksamkeit bei der Trainingsbetreuung.

Betrachtet man die komplexen sportmotorischen wie konditionellen Anforderungen sportlicher Bewegungen, so ist bei der alleinigen Ausrichtung auf die sportmotorische Eigenschaft Kraft, ein gekoppeltes Training anzuraten. Einerseits ein sogenanntes Muskelaufbautraining konventioneller Art mit hohen Zusatzlasten, um das Maximalkraftniveau der Muskulatur aufzubauen, andererseits ein sensomotorisch akzentuiertes Krafttraining zur Ausdifferenzierung der Kraftfähigkeiten unter variablen Bedingungen der Instabilität. Dabei kann das Prinzip der Instabilität bzw. der beständige Kampf gegen das Ungleichgewicht als das konstituierende Prinzip der sportlichen Bewegung angesehen werden. Es ist nicht nur konstituierendes Prinzip, sondern unter motivationalen Gesichtspunkten der Bewegungsanreiz schlechthin für viele Sportarten mit offenem Fertigkeitsniveau. Ist das temporäre Ungleichgewicht in einer bestimmten sportlichen Situation beherrscht (z.B. das Skifahren auf planen Pisten), strebt der Sportler nach neuen Herausforderungen des Ungleichgewichts (es werden instabilere Situationen aufgesucht. z.B. das Fahren in der Buckelpiste), die eine erneute Anpassung erfordern. Dieser Prozess ist niemals beendet und kann daher als lebenslanges Bewegungsmotiv angesehen werden.

Vorteile dieses Krafttrainings

Betrachtet man die spezifischen Eigenschaften eines SAK-Trainings lassen sich einige Besonderheiten aufzählen:

- *Das SAK-Training trainiert den Gesamtkörper durch den koordinierten Einsatz vieler Muskeln in sogenannten Muskelfunktionsketten. Es werden nicht nur einzelne Muskeln, sondern das Zusammenspiel der gesamten Skelettmuskulatur trainiert.*

Während bei einem klassischen Training an Sequenzgeräten Muskulatur meistens nur ein- bzw. zweigelenkig trainiert werden kann, wird bei einem SAK-Training mehrgelenkig trainiert. Dies impliziert, dass der Gesamtkörper weniger durch eine stabile Gerätestruktur (Kraftgerätesitz bzw. Kraftgerätebank), sondern einzig und allein durch eine fixierte Rumpfmuskulatur stabilisiert wird. Das Training im mehrdimensionalen Raum sorgt dafür, dass Muskelfunktionsketten, die einerseits den Rumpf stabilisieren und andererseits für die Bewegung der Extremitäten verantwortlich sind, belastet und damit gekräftigt werden.

- *Das SAK-Training verknüpft Gleichgewichtstraining mit Krafttrainingsübungen (z.B. an Seilzuggeräten und/oder mit instabilen Unterlagen).*

Mit dem SAK-Training wird einerseits auf instabilen Unterlagen trainiert und andererseits werden Zusatzlasten zur Kräftigung des Gesamtkörpers eingesetzt. Das Training auf instabilen Unterlagen bewirkt eine Verbesserung der posturalen Kontrolle und fördert in besonderem Maße die Rumpfstabilisierung, da vor allem die segmentale Muskulatur (Tiefenmuskulatur an den Wirbelkörpern) zur Stabilisierung des Achsenskeletts bei den Kraftbelastungen gefordert ist. Die Sportartspezifität ist dadurch gewährleistet, dass die Übungsformen aufgrund der vielfältigen Freiheitsgrade der Bewegungsausführung fertigkeitsspezifisch ausgerichtet und an die Zielbewegung angepasst und variiert werden können.

- *Durch die Gleichgewichtsanforderungen hat das SAK-Training einen sehr hohen Aufforderungscharakter, vor allem für*

Vorteile dieses Krafttrainings

den Fitnesssportler, der nicht gewohnt ist, im Grenzbereich zu trainieren.

Das Phänomen Ungleichgewicht kann als ein wesentliches konstituierendes Prinzip der sportlichen Bewegung angesehen werden. Der Aufforderungscharakter bei einer sich ständig variierenden Gleichgewichtssituation mit geringen Zusatzlasten ermöglicht einen schnellen Leistungsfortschritt und ermöglicht aufgrund der Instabilität nur geringe Zusatzlasten. Damit ist die orthopädische wie psychologische Beanspruchung des Trainierenden deutlich geringer, als beim Training an konventionellen Krafttrainingsgeräten. Dieses Phänomen kommt trainierenden Fitnesssportlern entgegen, die sich aus motivationalen Gründen nur ungern im Grenzbereich zu quälen verstehen.

- *Das SAK-Training ist sehr gelenkschonend, da keine orthopädischen Grenzbelastungen aufgrund der instabilen Gleichgewichtslage möglich sind.*

Da aufgrund des Trainings auf instabilen Unterlagen keine großen Zusatzlasten bewältigt werden können, ist die orthopädische Beanspruchung für Sehnen und Gelenke als gering einzustufen. Dies sorgt nicht zuletzt vor allem im Fitnesssport für eine große Akzeptanz und für einen hohen Aufforderungscharakter.

- *Es werden sehr schnelle Trainingsfortschritte in der Koordination und im Kraftzuwachs der Rumpfmuskulatur erfahren.*

Leistungsfortschritte im neuromuskulären Bereich ergeben sich sehr schnell, so dass Verbesserungen der posturalen Kontrolle und Verbesserungen der neuromuskulären Kraftansteuerung bereits innerhalb einer Trainingseinheit festzustellen sind.

- *Das SAK-Training lässt sich auch ohne großen Gerätepark durchführen und mit einzelnen Geräten auch zu Hause als Heimtraining praktizieren.*

Dadurch, dass das SAK-Training ohne großen außergewöhnlichen Gerätepark auskommt, ist das Training auch ohne die Infrastruktur eines Fitnessstudios zu Hause durchführbar. So können instabile Unterlagen aus Geräten des täglichen Bedarfs hergestellt bzw. Geräte des täglichen Bedarfs für ein SAK-Training zweckentfremdet werden. So sind z.B. zusammengerollte Handtücher, Tennisbälle, gerollte Gymnastikmatten, Glasflaschen etc. durchaus geeignet als instabile Unterlagen eingesetzt zu werden. Zusatzbelastungen können durch Gummizüge oder durch den Einsatz des eigenen Körpergewichts variiert werden.

Grundsätzliches zum SAK-Training

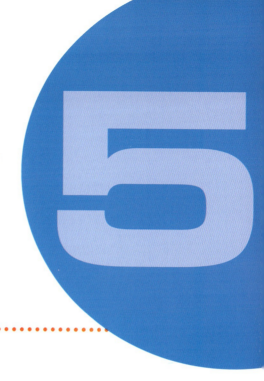

Das SAK-Training wird immer mit entriegelten Gelenkwinkeln trainiert, d.h. kein Gelenk ist ganz ausgestreckt oder befindet sich in der Gelenkendstellung. Es sollte demnach immer mit leicht gebeugten Gelenken trainiert werden. Dies gilt besonders für das Ellbogen- und Kniegelenk.

Alle Übungsreihen eigenen sich vom Sporteinsteiger bis zum Spitzensportler, die einen funktionellen, sensomotorisch präventiven Ausgleich schaffen oder in ihrer Sportart eine Leistungsoptimierung anstreben. Das SAK-Training eignet sich aber auch für den gesundheitsorientierten Fitnesssportler, der einen Ausgleich zum beruflichen Alltag sucht.

Da jeder Mensch unterschiedliche koordinative Voraussetzungen mitbringt, ist das Übungsprogramm für jede Übungsreihe in drei Kategorien eingeteilt. **Beginner, Fortgeschrittene** und **Spezialisten**. Um den richtigen Schwierigkeitsgrad für jeden zu finden, ist der Übungseinstieg einfach gestaltet. Jeder kann die Beginnerübungen testen; wenn diese problemlos funktionieren, kann in die nächst schwierigere Kategorie gewechselt werden. Bei regelmäßigem Üben können schon nach wenigen Wochen deutliche Verbesserungen in der Koordination festgestellt werden.

5.1. Methodische Grundsätze

Die große Auswahl an Übungen, die im Folgenden vorgestellt werden, wirken auf den ersten Blick für den Anfänger unübersichtlich und komplex. Die Berücksichtigung der methodischen Grundsätze dient dazu, die Übungen sinnvoll aufeinander abzustimmen und somit die Motivation zu steigern. Es lassen sich die in der klassischen Unterrichtsmethodik bekannten Grundsätze sowohl auf ein sensomotorisches Basistraining wie auf ein SAK-Training anwenden. Hinzu kommt die Einteilung in stabile und instabile Situationen, die für Gleichgewichtsübungen charakteristisch ist.

Grundsätzliches zum SAK-Training

Methodische Grundsätze:
- Vom Bekannten zum Unbekannten.
- Vom Leichten zum Schweren.
- Vom Einfachen zum Komplexen.
- Von stabilen zu instabileren Unterlagen.

Veränderungen in der Belastungsform ermöglichen im Sinne einer weiteren methodisch-didaktischen Unterteilung eine differenzierte Belastungssteuerung, in dem Variationen der Bewegungsausführung, Veränderungen der äußeren Bedingungen, Kombinationen von Bewegungsfertigkeiten und Variationen der Informationsaufnahmen angesteuert werden.

Variationen der Bewegungsausführung
Variationen der Bewegungsausführung ermöglichen die Spannbreite der Gleichgewichtsregulationen zu erweitern, indem z.B. eine Übung ohne Armführung mit weit auslenkenden Armschwüngen durchgeführt und damit die Instabilität verändert wird.

Variationen der äußeren Bedingungen
Variationen der äußeren Bedingungen können z.B. in Form von Störgrößen durch einen Partner (Zuwerfen eines Balles, leichter Zugwiderstand am Standbein im Einbeinstand etc.) Einfluss nehmen.

Kombinationen von Bewegungsfertigkeiten
Auch eine Kombination von unterschiedlichen Bewegungsfertigkeiten schafft eine neue Gleichgewichtsbeanspruchung, wenn z.B. im Einbeinstand noch zusätzlich ein Ball auf dem Boden geprellt wird.

Variationen der Informationsaufnahme
Eine Variation der Informationsaufnahme geschieht z.B. dadurch, dass Übungen mit geschlossenen Augen (Ausschluss des optischen Analysators) oder mit unterschiedlicher Kopfposition (Auslenkungen des vestibulären Analysators) durchgeführt werden.

Im Nachfolgenden wird ein Beispiel für eine methodisch differenzierte Übungsreihenfolge der Übung „Gleichgewichtsregulation im Stand" dargestellt. Dabei werden übungshierarchisch folgende Übungsschritte aneinandergereiht:

- Stabile Unterlage (fester Boden)
  - beidbeinig
  - einbeinig
  - geschlossene Augen
- Instabile Unterlagen (spez. Geräte)
  - beidbeinig
  - einbeinig
  - geschlossene Augen
- Übungskombinationen mit Störgrößen (z. B. Geräte, Partner)

Belastungsnormative

Für den Übungserfolg ist die Dosierung der Belastung sehr wichtig. Sind die Trainingsreize zu schwach, bleibt der Erfolg aus. Sind die Belastungen zu groß, kann es zu negativen Auswirkungen auf den Organismus kommen. Nur mit einer optimalen Reizsetzung ist eine Anpassung des Körpers und somit eine Leistungsoptimierung erfolgreich.

Zu Anfang jeder Übungseinheit sollte eine kurze Ganzkörpererwärmung, z.B. durch ein zehnminütiges Herz-Kreislauf-Training, (Kardiotraining) stattfinden. Hieran schließt sich das sensomotorische Basis-Training an, das in unterschiedliche Übungssituationen unterteilt ist. Zwei bis drei Basisübungen sollen das SAK-Training vorbereiten, wobei eine Variation der Trainingsgeräte anzustreben ist. Hiermit wird eine große Vielfalt von Anpassungen an unterschiedliche Gleichgewichtssituationen ermöglicht. Die Dosierung der Zusatzlasten bei einem SAK-Training ist von besonderer Wichtigkeit. Dass diese Dosierung individuell unterschiedlich zu beurteilen und schwierig umzusetzen ist, liegt in der Tatsache, dass nicht alle eingesetzten Trainingsmittel über eine quantitative Gewichtsabstufung verfügen. So können z.B. Gummizüge nur in unterschiedlichen Härtegraden abgestuft werden, während Seilzuggeräte genau absteckbare Gewichtsbelastungen ermöglichen. Beginnend bei einer Dosierung von 25 % der Einer-Maximal-Wiederholung (1 RM) kann die Trainingsintensi-

Grundsätzliches zum SAK-Training

tät bei Trainingsgeräten mit abstufbarer Gewichtsbelastung (Seilzuggeräte) auf bis zu 70 % des RM gesteigert werden. Bei allen anderen Trainingsgeräten sollten 8–12 Wiederholungen mit einem subjektiven Beanspruchungsempfinden von mittel bis schwer möglich sein, ohne dass die letzten Wiederholungen zur Ausbelastung führen.

Eine höhere Belastungsintensität ist aufgrund der instabilen Ausführungsbedingungen nicht zu erreichen. Ein Trainingsumfang von zwölf Übungen pro Trainingseinheit sollte nicht überschritten werden. Es ergibt sich hieraus eine Trainingsdauer von ca. 20 bis 45 Minuten. Der Belastungsumfang sollte zugunsten der Belastungshäufigkeit reduziert werden. Das bedeutet lieber zwei bis drei kurze Trainingseinheiten als eine lange Trainingseinheit pro Woche durchzuführen.

Da alle Übungsformen eine hohe neuronale Beanspruchung darstellen, sollte die Pausendauer zwischen den Übungen eine vollständige Erholung ermöglichen (zwischen ein bis drei Minuten). Zur Erzielung einer stabilen Trainingsanpassung sollte das Trainingsprogramm mindestens zweimal pro Woche absolviert werden. Das Training kann auch im Sinne eines additiven Begleittrainings vor einer sportartspezifischen Trainingseinheit (z.B. Fußball, Basketball usw.) durchgeführt werden. Dabei sollte die Trainingsdauer sich jedoch auf 10 bis 20 Minuten reduzieren und nicht zur Ermüdung führen.

Vorsichtsmaßnahmen

Bisher unbekannte Übungen sollten generell mit Hilfestellung trainiert werden, wobei die spezifischen Sicherheitsmaßnahmen der jeweiligen Gerätehersteller zu berücksichtigen sind. Bei gesundheitlichen Problemen (u.a. Bandscheibenprobleme, massiver Bluthochdruck etc.) sollte zuvor ein Arzt konsultiert und mit ihm die Übungsauswahl diskutiert werden. Damit sich keine technischen Bewegungsfehler einschleichen, sollte regelmäßig Fachpersonal (Trainer, Übungsleiter) die korrekte Übungsausführung überprüfen und gegebenenfalls korrigieren.

Körperhaltung

Die momentane psychische Verfassung eines Menschen (z.B. Schüchternheit, Offenheit, Anspannung, Angst, Frohsinn, Druck, Erfolg, Stress usw.) äußert sich häufig in dessen körperlicher Haltung und kann bestimmte Beschwerdebilder der Wirbelsäule und des aktiven Bewegungsapparates hervorrufen. Daher sagt die Körperhaltung viel über die physische wie psychische Verfas-

---

Merke

Belastungsdosierung
- Niedrige Dosierung der Intensität zu Beginn (25 % RM).
- Maximale Intensität bis zu 70 % RM.
- 8–12 Wiederholungen im mittleren nicht maximalen Intensitätsbereich.
- Schnelle und häufig wechselnde Reizsetzung.
- Permanente Variation der Bewegungsaufgaben.

Belastungshäufigkeit
- Belastungshäufigkeit vor Belastungsumfang.
- Mindestens zwei Einheiten mit sensomotorischem Training pro Woche sind sinnvoll.
- Variation der Trainingshäufigkeit von einmal pro Woche bis täglich.
- Häufigere Reize sind günstiger für die neuronale Vernetzung.

Belastungskontinuität
- Mindestens über einen Zeitraum von vier Wochen.
- Die Reizhäufigkeit eines sensomotorischen Basistrainings kann zugunsten eines SAK-Trainings allmählich reduziert werden.

BEACHTE
- Unbekannte Übungen zunächst mit Hilfestellung durchführen.
- Technische Bewegungskontrolle durch Fachpersonal.

Grundsätzliches zum SAK-Training

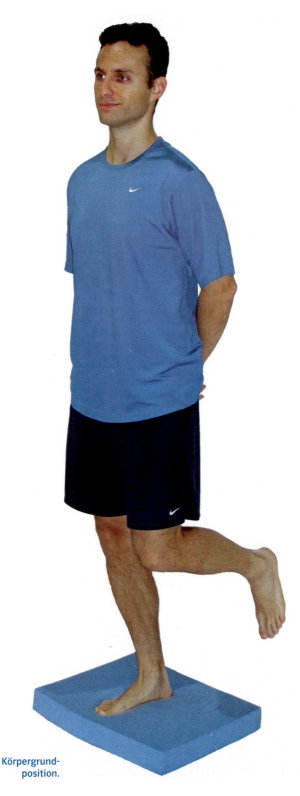

Körpergrundposition.

sung des einzelnen Menschen aus. Eine Veränderung der aktuellen Körperhaltung ist jedoch nicht von heute auf morgen durch entsprechende Übungsangebote zu ändern. Es ist daher wichtig, die das Achsenskelett aufrichtende Tiefenmuskulatur, die sogenannte autochthone Muskulatur, zu stärken um damit Körperfehlhaltungen entgegen zu wirken. Die Skelettmuskulatur arbeitet in sogenannten Muskelschlingen. Derartige kinästhetische Funktionsketten werden durch das SAK-Training berücksichtigt und gezielt angesteuert.

Die Grundposition des Körpers im Stand beim SAK-Training

Der Stand sollte etwas über hüftbreit sein, wobei Knie und Ellbogen leicht gebeugt (entriegelt) sind. Aufrecht stehen heißt: Brust herausdrücken und die Hüfte nach vorne schieben, damit ein aufgerichteter Rücken entsteht. Dabei bleiben die Schultern gesenkt. Die Bauchmuskulatur wird aktiv angespannt, indem man den Bauchnabel einzieht. Der ganze Körper sollte während der Übungsausführung fest verspannt, bleiben während man ruhig ein- und ausatmet, ohne die Rumpfspannung zu verlieren.

5.2. Merkhilfe für die Übungsvermittlung

Um den Trainierenden Trainingsübungen verständlich und strukturiert zu vermitteln, hat sich nachfolgende Merkhilfe bewährt. Dabei wird die Abkürzung **I-A-A-B-B-S** gewählt, wobei die einzelnen Buchstaben als Gedächtnisstütze der jeweiligen Vermittlungsphasen dienen.

I.A.A.B.B.S. – Eine Merkhilfe zur Übungsvermittlung

I – Infoblock
- Bezeichnung der Übung und der verwendeten Trainingsmittel.
- Den Nutzen der Übung bzw. des Trainings der beteiligten Muskulatur aufzeigen.

A – Ausgangsstellung
- Ausgangsstellung (Grundposition der Übung) erläutern und auf wichtige Punkte (zwei, höchstens drei) hinweisen.
- Beispiel: Flexi-Bar® – Rumpfspannung herstellen, indem man den Bauchnabel einzieht, Schultern hochziehen und sofort wieder absenken, wie ein Fels in der Brandung stehen.

A – Ausführung
- Schweigend drei bis fünf Wiederholungen demonstrieren.
- Auf die Atmung und eine korrekte Bewegungsausführung achten.
- Nach Übungsende die wichtigsten Bewegungsmerkmale nochmals nennen.
- Auf eine optimale Handhabung und Einstellung der Geräte achten (z.B. Höhe der Seilzuggriffe in Abhängigkeit von der jeweiligen Körpergröße).

B – Belastungsgestaltung
- Den Trainierenden auffordern, sich in die Grundposition zu begeben.
- Die Zusatzlast und die Anzahl der Wiederholungen vorgeben.

B – Betreuen
- Die Standposition zum Trainierenden überprüfen (der Trainierende soll den Trainer sehen).
- Detailliertes Lob bzw. Korrektur für die Ausführungsgeschwindigkeit („gut", „zu schnell", „zu langsam"), Haltung (aufgerichtete Körperposition), Bewegungsamplitude („perfekt", „zu weit", „zu klein") und Atmung geben.
- Nach der Hälfte der Wiederholungen Nachfrage beim Trainierenden, ob die Zusatzlast bzw. die Übungsintensität akzeptabel ist.
- Den Trainierenden nur in Ausnahmefällen körperlich berühren und wenn, dann vorher ankündigen und neutrale Punkte (wie Schulteraußenseite, Arme) berühren!

S – Schlussbemerkung
- Ein ehrliches Feedback geben. Wie: „Gut war...", „noch zu verbessern ist...". Weitere Empfehlung für die nächste Trainingseinheit hinsichtlich Gewichte, Wiederholungen geben.
- Nochmals den Nutzen des Gerätes bzw. der Übung herausstellen.

Allgemeine didaktische Hinweise
- Vermeiden Sie Negationen. Beispiel: „Ellbogen nicht durchstrecken." Besser: „Ellbogen sollen immer leicht angewinkelt sein" oder „Die Schultern nicht hochziehen". Besser: „Versuchen Sie bei der Übung die Schultern zu senken".
- Dem Trainierenden nur Informationen geben, die durch das eigene Fachwissen abgesichert sind.
- Gesprächssituationen angemessen wählen.
- Der Kopf steuert die Bewegung (die Vorstellung einer aufgerichteten Marionette vermitteln).
- Stets in physiologischer Gelenkebene arbeiten.

5.3. Der Aufbau des Übungsprogrammes

Um ein sensomotorisch akzentuiertes Krafttraining als Ganzkörpertraining durchführen zu können, muss eine koordinative Grundlage im Sinne eines sensomotorischen Basistrainings erarbeitet werden. Erst wer sich ohne Zusatzbelastung auf instabilen Unterlagen sicher fühlt, kann mit Zusatzbelastung (Freihantel, Seilzuggeräte, Sequenzgeräte etc.) im instabilen Gleichgewicht arbeiten. Zu erwähnen ist an dieser Stelle, dass ein sensomotorisches Basistraining in Abhängigkeit vom Leistungsniveau beim Beginner durchaus auch kräftigende Wirkungen erzielt und der Übergang zum SAK-Training in den meisten Fällen fließend ist. Dieses sensomotorische Basistraining kann zudem als verletzungsprophylaktisches Training z.B. gegen Fußgelenksdistorsionen (Umknick-Traumata) angesehen werden. Dabei werden Übungen auf instabilen Unterlagen mit unterschiedlichen Trainingsmitteln kombiniert, die allesamt das stabile Gleichgewicht auslenken sollen und somit einen Trainingsreiz setzen.

Im Nachfolgenden sollen einige Informationen zur Benutzung der Übungsreihen im sensomotorischen Basistraining (Anwendungssäulen) gegeben werden.

Die **Basic-Info**-Option ermöglicht den sofortigen Start und verweist auf wesentliche Bewegungshinweise. Für eine detailliertere Betrachtung der Übung und weiterführende Informationen mit Fehler-Korrekturen für den betreuenden Trainer stehen die **Trainer-Infos** zur Verfügung.

Der Sofortstart mit der *Basic-Info*

Sie probieren die Beginnerübung aus. Ist diese mit dem angegebenen Belastungsnormativen zu einfach, probieren Sie die Variation. Ist diese immer noch zu einfach, probieren Sie die Fortgeschrittenenübung und so weiter.

Verknüpfung verschiedener Geräte

Gerade durch die Einbeziehung verschiedener Geräte wird das Training höchst effizient. Das Ziel lautet, mehr Erreichen mit weniger Zeitaufwand durch koordinativ anspruchsvolle Aufgaben. Mit mehrdimensionalen Übungen erreichen Sie ein höheres, funktionelleres Trainingslevel als durch ein eindimensionales Training an Kraftmaschinen.

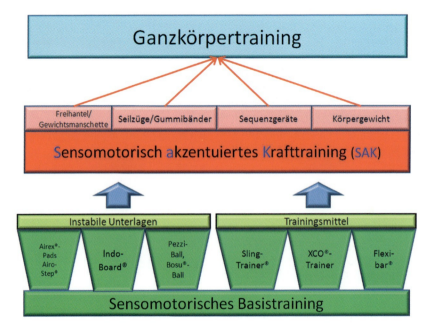

Schaubild des Übungsprogrammes.

Sensomotorisches Basistraining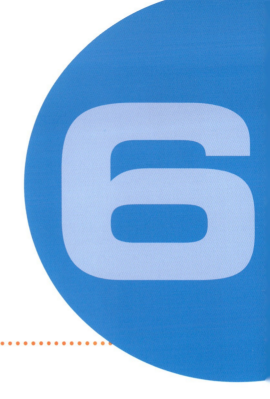

Im Rahmen eines sensomotorischen Basistrainings sollen die Grundlagen der Gleichgewichtsregulation auf instabilen Unterlagen gelegt werden. Dieses Basistraining sorgt einerseits dafür, dass die Propriozeptoren variabel auf unterschiedliche Gleichgewichtsauslenkungen reagieren müssen, andererseits soll die Grundposition zur Ausführung einer Übung geschult werden. Durch das Beherrschen der Grundposition wird gewährleistet, dass das weiterführende Training mit Zusatzlasten im Sinne eines SAK-Trainings technisch sauber ausgeführt wird, ohne dass es zu Fehlbelastungen des aktiven und passiven Bewegungsapparates kommen kann.

Aus der Vielzahl der möglichen Übungsformen eines sensomotorischen Trainings werden im Folgenden Übungsformen auf unterschiedlichen instabilen Unterlagen exemplarisch vorgestellt. Darüber hinaus wird der Focus auf drei Trainingsmittel eines sensomotorischen Basistrainings gelegt, die in der Trainingspraxis auch ein Training zu Hause gewährleisten, da sie kostengünstig anzuschaffen sind, nicht die Infrastruktur eines Fitnessstudios erfordern und von jedermann technisch beherrscht werden können.

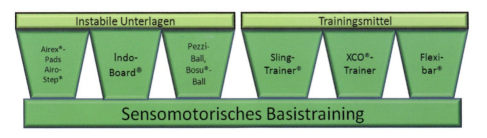

Schaubild sensomotorisches Basistraining.

Sensomotorisches Basistraining

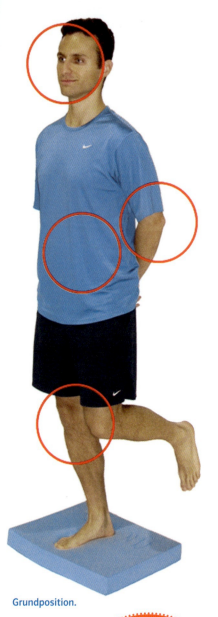

Grundposition.

Situation 1

Stehen auf unterschiedlichen instabilen Unterlagen (Airex® Balance-Pad, Therapiekreisel, Aero-Step®)

Basic-Info:
- Kniegelenk leicht gebeugt
- Aufrechte Körperhaltung
- Rumpfmuskulatur anspannen
- Arme am Rumpf halten
- Blick geradeaus

Variationen	Beginner	Fortgeschrittener	Spezialist
Einsatz obere Extremitäten	Hände halten sich an einer Sprossenwand. Langsam Hände lösen.	Fangen von Kleingeräten. Einsatzmöglichkeiten Thera-Band®.	Jonglieren.
Einsatz untere Extremitäten	Mit einem Fuß das Gleichgewicht halten.	Auf einem Bein in die Hocke gehen. Das Knie darf dabei nicht über die Fußspitze zeigen.	Das unbelastete Bein wird durch Störgrößen ausgelenkt.
Einsatz von Störgrößen	Nur Balancieren üben.	Einen Ball fangen.	• Flexi-Bar® • Hanteln • Gummibänder • Gewichtsmanschetten
Umfang	2 x 10 Sek. pro Bein im Wechsel	2 x 15 Sek. pro Bein im Wechsel	3 x 20–30 Sek. pro Bein im Wechsel

BEACHTE
Beim Übergang auf eine instabile Unterlage zuerst die Anfängerübungen trainieren und dann das Training steigern.

TIPP
Zu Beginn an einem Fixpunkt (z.B. Sprossenwand) festhalten und mit zunehmender Sicherheit versuchen, die Hände zu lösen und das Gleichgewicht zu halten.

Sensomotorisches Basistraining

ⓘ TRAINER-INFO

Instabile Unterlagen im Stehen
Es gibt unzählige instabile Unterlagen. Je nach Beschaffenheit der Unterlage existieren unterschiedliche Freiheitsgrade für Fuß-, Kniegelenk und die Hüfte. Zudem werden die einzelnen Unterlagen (Pads) bzw. Kissen von unterschiedlichen Herstellern angeboten und mit eigenen Namen bezeichnet. Empfehlenswert ist es, je ein Gerät aus jeder Kategorie zu nutzen.

Aus den oben genannten Gründen ist es daher schwierig, eine allgemeingültige Reihenfolge des Schwierigkeitsgrades festzulegen. Die folgende Tabelle soll einen Anhaltspunkt dazugeben. Zu Anfang sollte man barfuß auf einem Bein und stabiler Unterlage stehen. Dann erfolgt die Gleichgewichtskontrolle auf den instabilen Unterlagen.

- Koordinativ leichte Kategorie (Beispiele):
  - Thera-Band® Stabilitätstrainer
  - Airex® Balance-Pad
  - Therapiekreisel aus Kunststoff mit breiter Auflagefläche
- Koordinativ mittelschwere Kategorie (Beispiele):
  - Aero-step®
  - Hartschaumstoffrolle
  - Mini-Trampolin
- Koordinativ schwere Kategorie:
  - Therapiekreisel aus Hartmaterial (Holz oder Metall) mit kleiner Auflagefläche
  - Bosu®-Ball
  - Pezzi-Ball

Methodik
Zu Beginn eines Trainingsprozesses ist es schwierig, die richtige Dosierung hinsichtlich des Schwierigkeitsgrades für den Üben-

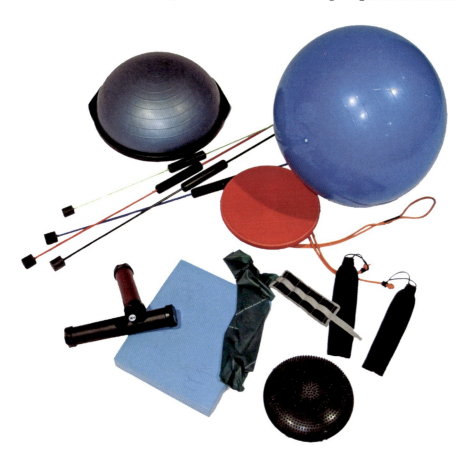

Sensomotorische Trainingsgeräte.

den zu finden. Über eine Testanamnese bzw. durch einfaches Ausprobieren lassen sich leichte von schwierigeren Übungen für den Trainierenden unterscheiden. Dabei ist auf ein ausgewogenes Verhältnis von Erfolg und Misserfolg zu achten. Sowohl bei Unter- wie auch bei Überforderung stellt sich beim Übenden nicht der erwünschte Trainingseffekt ein.
Es sind folgende Punkte zu beachten:

- Vom Statischen zum Dynamischen
- Von wenig zu hoch belasteten Situationen
- Von stabilen zu instabilen Unterlagen
- Von offenen zu geschlossenen Augen

Zudem sollte die Körpergrundposition beachtet werden (siehe Abbildung S. 28).

Häufige Fehler
Fehler: Die Arme schwingen in der Luft und helfen somit das Gleichgewicht zu halten.
Korrektur: Die Arme sollen dicht am Körper geführt oder hinter dem Körper fixiert werden. Dabei ist darauf zu achten, dass nicht die Arme die Ausgleichsbewegungen durchführen, sondern der Rumpf durch kleinste Auslenkbewegungen den Körper stabilisiert.

Fehler: Der Körper ist nicht aufgerichtet.
Korrektur: Kontrollieren, ob der Kopf geradeaus blickt (der Kopf steuert die Bewegung). Den Bauchnabel einziehen, um Bauchmuskelspannung zu erzeugen. Tiefes Einatmen mit gleichzeitigem nach Hinten-unten-Ziehen der Schultern verstärkt die aufgerichtete Körperposition.

Fehler: Der Übende kann nicht kontrolliert auf einem Bein stehen.
Korrektur: Den Schwierigkeitsgrad der Übung durch Verwenden einer stabileren Unterlage senken und das Festhalten an einem Fixpunkt (z.B. Sprossenwand) ermöglichen.

Grundsätzliches zu den Übungen
Nachdem die Grundposition eingenommen wurde, kann ein Bein vom Boden abgehoben werden. Der gesamte Körper bleibt im Lot und weicht nicht zur Seite, nach vorn oder nach hinten aus. Die Schulter- und Beckenachse bleiben parallel zueinander. In der Rubrik „Umfang" wird die Anzahl der Wiederholung oder die Belastungsdauer auf einem Bein festgelegt. Alle Übungen sollen abwechselnd mit dem linken und rechten Bein trainiert werden. Dabei ist nicht entscheidend, welche instabile Unterlage benutzt wird. Wichtiger ist es, darauf zu achten, dass ein gelegentlicher Wechsel der instabilen Unterlagen erfolgt, da die einzelnen Unterlagen verschiedene Freiheitsgrade zulassen und eine möglichst große Bandbreite an Gleichgewichtsauslenkungen erfahren wird.

Sensomotorisches Basistraining

Übungsreihen instabile Unterlage: Beginner

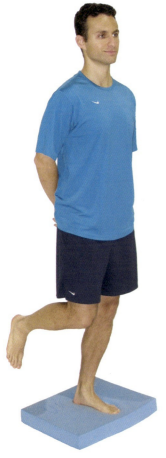

1 Anleitung

Grundposition auf dem Airex®-Balance Pad
Ein Bein abheben, während die Arme hinter dem Rücken verschränkt sind. Gegebenenfalls noch mit einer Hand an einer Sprossenwand festhalten.

Hilfsmittel	Umfang
Airex®-Balance Pad	2 x 10 Sekunden

Variation

Partner drückt leicht in verschiedene Richtungen.

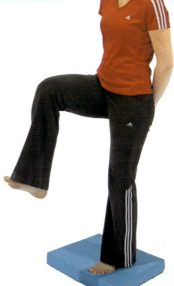

2 Anleitung

Grundposition 2 auf dem Airex®-Balance Pad
Das abgehobene Bein mit der Ferse zum Gesäß ziehen und danach mit gebeugtem Kniegelenk nach vorne oben führen.

Hilfsmittel	Umfang
Airex®-Balance Pad, Thera-Band®	2 x 6–10 Wiederholungen pro Bein

Variation

Der Partner erzeugt Gleichgewichtsauslenkungen über ein Gummiband.

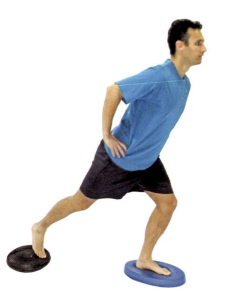

3 Anleitung

Ausfallschritt auf einer instabilen Unterlage
Aus der Grundposition einen Ausfallschritt nach hinten durchführen. Dabei darauf achten, dass das Pad nicht wegrutschen kann. Das Knie darf dabei nicht über die Fußspitze geschoben werden.

Hilfsmittel	Umfang
Instabile Unterlage	2 x 5–8 Wiederholungen

Variation

Zusätzliche Gewichtsbelastung durch Kurz- oder Langhantel (siehe SAK-Training).

Sensomotorisches Basistraining

Übungsreihen instabile Unterlage: Fortgeschrittene

Anleitung (4)

Ball zuwerfen

In der Grundposition einbeinig auf dem Airex®-Balance Pad wird ein kleiner Ball vom Partner zugeworfen.

Hilfsmittel	Umfang
Unterschiedliche instabile Unterlagen, kleiner Ball	2 x 6–10 Wiederholungen

Variation
Partner wirft in verschiedenen Variationen.

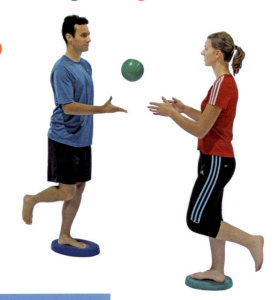

Anleitung (5)

Kontrollierte Kopfbewegung

Aus der Grundposition den Kopf langsam nach links und rechts drehen sowie nach oben und unten neigen.

Hilfsmittel	Umfang
Unterschiedliche instabile Unterlagen	2 x 10–20 Sekunden

Variation
Kopf kreisen.

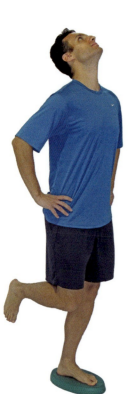

Anleitung (6)

Kniebeugen

Aus der Grundposition im Knie beugen und darauf achten, dass der Rücken grade bleibt und das Knie nicht über die Fußspitze hinausgeht.

Hilfsmittel	Umfang
Unterschiedliche instabile Unterlagen	2 x 5–8 Wiederholungen

Variation
Das Spielbein nach hinten oder vorne strecken (weitere Übungen siehe SAK-Training).

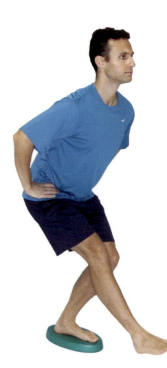

Sensomotorisches Basistraining

Übungsreihen instabile Unterlage: Spezialist

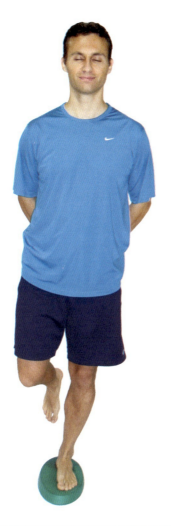

7) Anleitung

Geschlossene Augen
In der Grundposition einbeinig auf unterschiedlichen instabilen Unterlagen stehen, die Augen schließen und das Gleichgewicht halten.

Hilfsmittel	Umfang
Unterschiedliche instabile Unterlagen	3 x 10–20 Sekunden

Variation
Kopf nach links, rechts, oben und unten bewegen. Kopf kreisen.

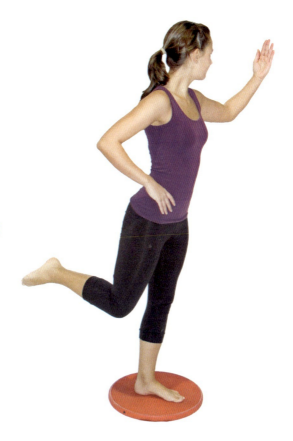

Anleitung 8

Auf die Hand schauen
In der Grundposition einbeinig auf einer instabilen Unterlage stehen und eine Hand vor dem Gesicht langsam nach links und rechts führen, dabei mit den Augen nur die Handinnenfläche fixieren.

Hilfsmittel	Umfang
Unterschiedliche instabile Unterlagen	3 x 10–20 Sekunden

Variation
Partner stößt leicht an.

Sensomotorisches Basistraining

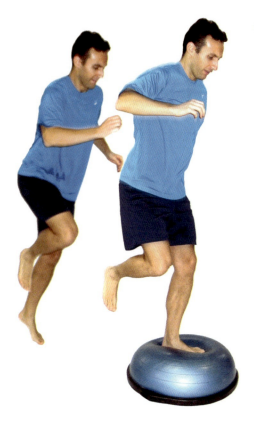

9) Anleitung

Springen
Aus dem Stand mit dem Sprungbein kontrolliert auf den Bosu®-Ball springen und das Gleichgewicht für 5–8 Sekunden halten.

Hilfsmittel	Umfang
Unterschiedliche instabile Unterlagen	Pro Bein 2 x 5–8 Wiederholungen

Variation

Einbeinig abspringen.
Mit Schwungbein oder Standbein landen.
Im Sprung gleichzeitig einen Ball fangen.

Anleitung 10

Jonglieren
In der Grundposition einbeinig auf einer instabilen Unterlage stehen und mit den Händen unterschiedliche Bälle jonglieren.

Hilfsmittel	Umfang
Unterschiedliche instabile Unterlagen, unterschiedliche Bälle.	3 x 20–30 Sekunden

Variation

Partner zieht am Standbein mit dem Thera-Band® in verschiedene Richtungen.

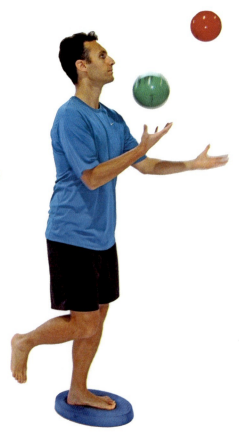

Sensomotorisches Basistraining

Anleitung

Stehen auf dem Pezzi-Ball
Die Königsdisziplin. Es ist äußerste Vorsicht geboten. Zunächst knieend den Ball besteigen und sich an einer Sprossenwand festhalten. Dann einen Fuß nach dem anderen auf den Ball stellen. Die Übung durch einen Partner absichern lassen.

Hilfsmittel	Umfang
Pezzi-Ball	3 x 20–30 Sekunden

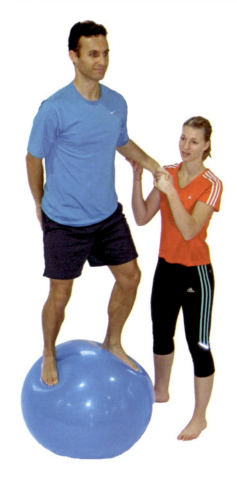

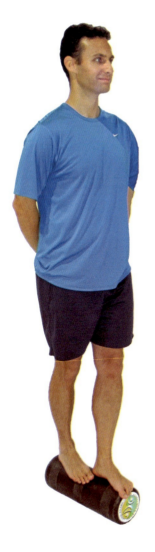

Anleitung

Laufen auf der Pilates-Rolle
Aus der Grundposition die Füße im Tandemstand auf die Rolle aufsetzen und bis zum Ende der Rolle gehen. Dann auf dem Fußballen drehen und langsam zurückgehen.

Hilfsmittel	Umfang
Pilates-Rolle	3 x 1 Durchgang

Variation
- Ball hochwerfen.
- Partner wirft den Ball zu.

Sensomotorisches Basistraining

Komplexübungen für den Spezialisten

Anleitung 13

Thera-Band® um Knie

In der Grundposition einbeinig auf einer instabilen Unterlage wird ein Thera-Band® in Kniehöhe befestigt. Während der Übende den Flexi-Bar® schwingt, versucht der Partner durch Zug am Thera-Band® den Übenden aus dem Gleichgewicht zu bringen.

Hilfsmittel	Umfang
Thera-Band®, Flexi-Bar®, Partner	2 x 20–30 Sekunden

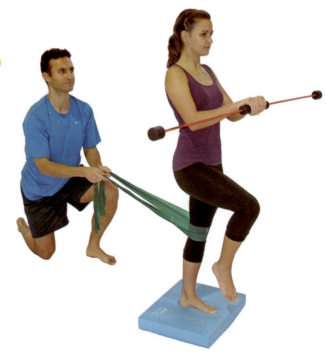

Anleitung 14

180-Grad-Drehung

In der Grundposition einbeinig auf einem Kreisel stehen, das Thera-Band® am Fußknöchel und an der Sprossenwand befestigen und eine 180-Grad-Drehung auf dem Kreisel durchführen.

Hilfsmittel	Umfang
Verschiedene Therapie-Kreisel, Thera-Band®	2 x 5–8 Wiederholungen

a)   b)

Sensomotorisches Basistraining

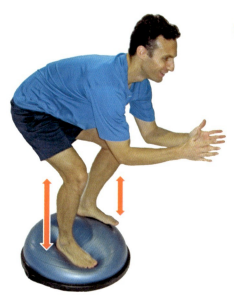

15) Anleitung

Stampfender Peter

Auf dem Bosu®-Ball in die Abfahrtshocke absenken und ganz schnelle Belastungswechsel von einem Fuß auf den anderen durchführen, wobei die Füße nicht abheben. Schnelle Frequenz. Gleichzeitig den Flexi-Bar® in Schwingung versetzen.

Hilfsmittel	Umfang
Bosu®-Ball, Flexi-Bar®	3 x 20–30 Sekunden

Anleitung (16)

Balance Straße

Aus der Grundposition hintereinander verschiedene instabile Unterlagen gehend überwinden. Dabei auf jeder Unterlage einige Sekunden im stabilen Gleichgewicht verharren. Am Ende der Gehstrecke eine 180-Grad-Drehung auf einem Bein vollziehen und zurückgehen.

Hilfsmittel	Umfang
Unterschiedliche instabile Unterlagen	10 Sekunden pro Gerät

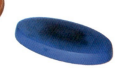

Sensomotorisches Basistraining

Situation 2

Balancieren auf dem Indo-Board®

Basic Info:
- In einer leichten Hocke auf dem Board balancieren
- Rumpfmuskulatur anspannen
- Arme am Rumpf halten
- Blick geradeaus

TIPP: Anfangs unbedingt parallel zu einem Fixpunkt (z.B. Sprossenwand) üben und sich dort festhalten. Mit der Zeit versuchen, die Hände zu lösen und das Gleichgewicht zu halten.

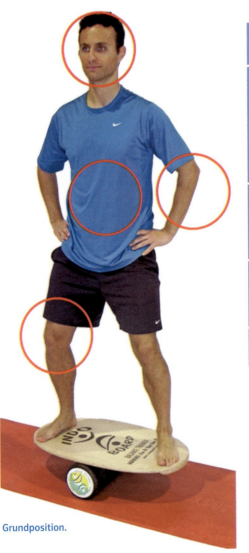

Grundposition.

Variationen	Beginner	Fortgeschrittener	Spezialist
Einsatz obere Extremitäten	Hände halten sich an einer Sprossenwand.	Hände lösen sich vom Haltegriff, können sich aber jederzeit wieder festhalten.	Ohne Festhalten.
Einsatz untere Extremitäten	Möglichst breitbeinig stehen.	Füße immer enger auf das Board stellen.	Knie gegen das Deuserband® nach außen drücken.
Einsatz von Störgrößen	Nur das Balancieren üben.	Kleinen Ball fangen.	• Flexi-Bar® • Hanteln • Deuserband®
Umfang	2 x 10 Sekunden	3 x 15 Sekunden	3 x 30 Sekunden

BEACHTE

Je weiter außen die Füße stehen, desto einfacher ist das Balancieren.

Sensomotorisches Basistraining

ⓘ TRAINER-INFO

Das Indo-Board® erlaubt zwei Arten von Übungen. Mit dem Ballkissen als Unterlage eine Bewegung in alle Richtungen. Mit der Rolle als Unterlage eine Bewegung nach links und rechts. Hierbei ist die Übung mit dem Ballkissen koordinativ leichter als mit der Rolle, da das Ballkissen ortsstabil bleibt. Damit das Indo-Board® nicht wegrutscht, muss es auf einer rutschfesten Unterlage stehen, z.B. Gymnastikmatte.

Methodik
Der Anfänger sollte zum Einstieg das Brett auf ein Ballkissen legen.
  Eine Hilfestellung in Form einer Haltemöglichkeit (z.B. Sprossenwand, Partner) ist für den Anfänger unbedingt notwendig. Achtung: Beim Balancieren mit der Rolle sollte diese auf einem rutschfesten Untergrund (z.B. Gymnastikmatte etc.) aufliegen, ansonsten besteht Verletzungsgefahr. Außerdem sollten alle Gegenstände innerhalb des möglichen Sturzbereiches entfernt werden.
  Das Kissen oder die Rolle liegt unter der Mitte des Indo-Boards®. Das bodennahe Ende des Boards mit einem Fuß belasten und durch Partnerhilfe aufsteigen und das Gleichgewicht über die Mitte des Boards bekommen.

Grundposition auf dem Indo-Board®
- Kniegelenk entriegelt:
  - indem man leicht in die Hocke geht
  - Knie darf nicht über die Fußspitze hinauszeigen
- Aufrechtes Stehen:
  - den Bauchnabel einziehen (Rumpfspannung)
  - die Hüfte stabilisieren, damit kein Hohlkreuz entsteht
  - die Schultern locker nach unten hinten stabilisieren
  - ruhiges Ein- und Ausatmen

Häufiger Fehler
Fehler: Blick wird nach unten auf das Board gerichtet.
Korrektur: Blick geradeaus, den Trainer anschauen.

Sensomotorisches Basistraining

Vorübung

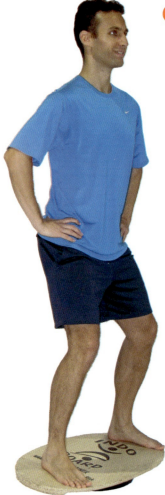

17 Anleitung

In der Grundposition auf dem Indo-Board® mit Ballkissen stehen.

Hilfsmittel	Umfang
Indo-Board® mit Ballkissen	3 x 10–20 Sekunden

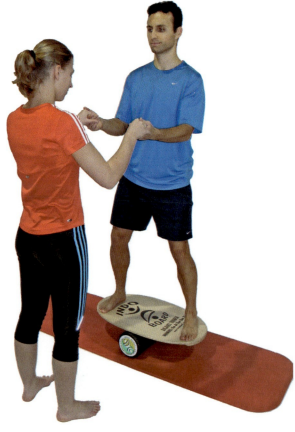

Anleitung 18

In der Grundposition auf dem Indo-Board® mit Rolle stehen. Ein Partner hält den Übenden an den Händen.

Hilfsmittel	Umfang
Indo-Board® mit Rolle	3 x 10–20 Sekunden

Sensomotorisches Basistraining

Die folgenden Übungen empfehlen sich erst, wenn das Balancieren auf dem Indo-Board® mit Rolle ohne Festhalten sicher beherrscht wird. Das Indo-Board® muss auf einer rutschfesten Unterlage (z.B. Gymnastikmatte) stehen.

Übungsreihen Indo-Board®: koordinativ anspruchsvoll

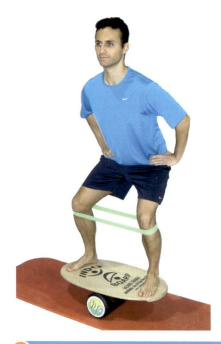

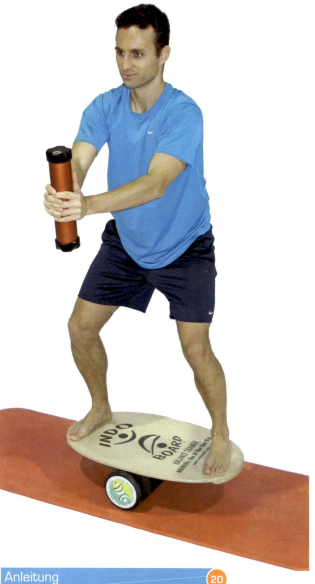

19) Anleitung
Balance mit Miniband auf Indo-Board®
In der Grundposition auf dem Indo-Board® stehen, ein Mini-Band unterhalb der Knie anlegen, die Knie nach außen drücken, kurz halten und wieder zurückführen.

Hilfsmittel	Umfang
Indo-Board®, Mini-Band	2 x 5 Wiederholungen

Variation
Kopf in verschiedene Richtungen rotieren.

Anleitung 20
Holzhacken auf dem Indo-Board®
In der Grundposition auf dem Indo-Board® stehen und Holz hacken mit dem XCO-Trainer®.

Hilfsmittel	Umfang
Indo-Board®, XCO-Trainer®	2 x 10 Sekunden

Variation
Siehe Übungsreihe XCO-Trainer®.

Sensomotorisches Basistraining

Übungsreihen Indo-Board: koordinativ mittelschwer

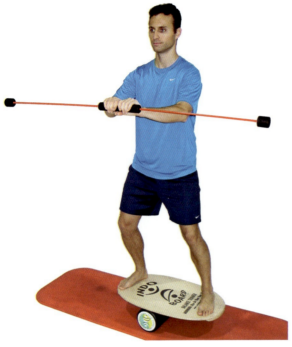

21 Anleitung

Flexen auf dem Indo-Board®
In der Grundposition auf dem Indo-Board® stehen und den Flexi-Bar® in alle Richtungen und Ebenen bewegen.

Hilfsmittel	Umfang
Indo-Board®, Flexi-Bar®	2 x 15 Sekunden

Variation
Siehe Übungsreihe „Flexi-Bar® Fortgeschrittene".

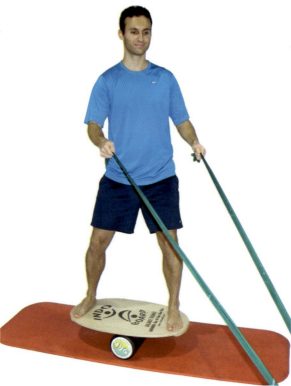

22 Anleitung

Windsurfen
Das Thera-Band® an einer Sprossenwand festmachen und mit einer oder beiden Händen in verschiedene Richtungen ziehen.

Hilfsmittel	Umfang
Indo-Board®, Thera-Band®	2 x 15 Sekunden

Variation
Unterschiedliche Zuggeschwindigkeiten durchführen. Etwas zurücklehnen.

Sensomotorisches Basistraining

Übungsreihen Indo-Board: **koordinativ schwer**

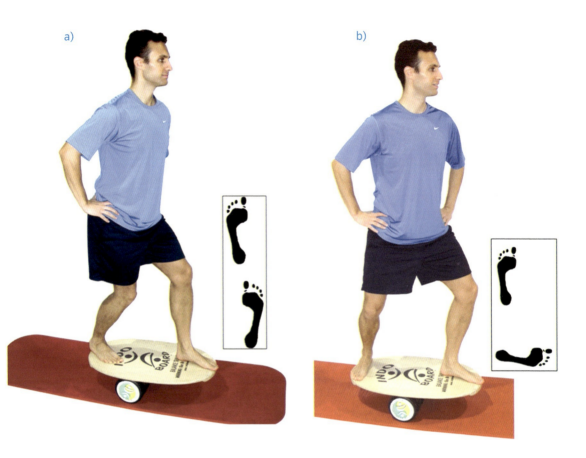

a)   b)

Anleitung	23
Variation der Fußstellung auf dem Indo-Board®	
• Füße bilden eine T-Form	
• Füße stehen im Tandemstand	
Hilfsmittel	Umfang
Indo-Board®	2 x 10 Sekunden
Variation	
Partner zieht mit einem Gummiband am Rumpf in verschiedene Richtungen.	

Sensomotorisches Basistraining

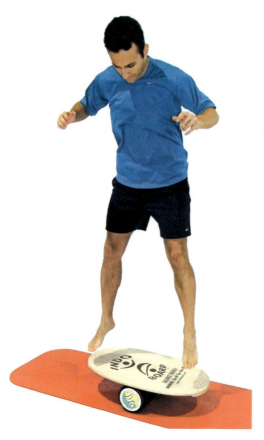

24 Anleitung

Springen
In die Hocke gehen und kontrolliert vom Indo-Board® etwas abheben und wieder kontrolliert aufsetzen und das Gleichgewicht halten.

Hilfsmittel	Umfang
Indo-Board®	2 x 3–5 Wiederholungen
Variation	
Ball fangen.	

Anleitung 25

Kontrolliertes Schwanken (ähnlich wie „Stampfender Peter" beim Bosu®-Ball). In der Abfahrtshocke linkes und rechtes Bein kontrolliert abwärts drücken.

Hilfsmittel	Umfang
Indo-Board®	15–30 Sekunden
Variation	
Flexi-Bar® schwingen.	

Sensomotorisches Basistraining

Situation 3

Pezzi-Ball.

Basic Info:
- Rumpfmuskulatur anspannen
- Hohlkreuz vermeiden
- Kopf in Verlängerung der Wirbelsäule halten

Der Pezzi-Ball sollte dabei weder zu hart noch zu weich aufgepumpt sein. Bei allen Übungen auf dem Pezzi-Ball ist eine aufrechte Körperposition mit angespannter Rumpfmuskulatur wichtig. Die Beine sind für die Stabilität mit verantwortlich und sollten etwas über hüftbreit mit einem Kniewinkel von 90 Grad auseinander stehen.

Alle Übungen auf dem Pezzi-Ball trainieren die wichtigsten Muskelschlingen und sorgen für eine Gesamtkörperstabilität. Bei der Übungsausführung auf dem Pezzi-Ball sollten folgende Hinweise beachtet werden:

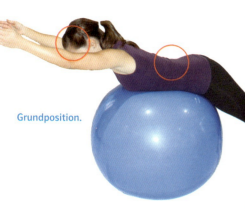

Grundposition.

> **BEACHTE**
> Die Ballgröße sollte an die Körpergröße angepasst sein.

- In der Lendenwirbelsäule sollte keine Hyperlordisierung (Hohlkreuzhaltung) entstehen.
- In der Endposition der Bewegung bildet der Körper eine Linie mit den Beinen. Die Rumpf- und Gesäßmuskulatur bleiben immer angespannt.
- Bei allen Übungen mit dem Thera-Band® sollte dies immer gespannt sein.

Wichtig ist die richtige Ballgröße, die zur Körpergröße passen muss. Auch sollte der Luftdruck dem Körpergewicht angepasst sein. Hier ein Hinweis:

Körpergröße	Ballgröße (Ø)
bis 145 cm	45 cm
145–165 cm	55 cm
165–185 cm	65 cm
über 185 cm	75 cm

TIPP: Je härter der Ball aufgepumpt ist, desto unangenehmer kann der Druck im Bauchraum sein.

Variationen	Beginner	Fortgeschrittener	Spezialist
Einsatz obere Extremitäten	Hände halten ein Thera-Band®.	Fangen von Kleingeräten.	Benutzen von Gewichten oder Seilzug.
Einsatz untere Extremitäten	Stabilisation des Pezzi-Balls.	Einsatz von instabilen Unterlagen.	Sling-Trainer®
Einsatz von Störgrößen	Thera-Band®, Flexi-Bar®, kleiner Ball	Ball fangen, Medizinball, Gummibänder, instabile Unterlagen	Hanteln, Seilzuggerät, Sling-Trainer®, instabile Unterlagen
Umfang	2 x 10 Wiederholungen bzw. 2 x 10 Sekunden	2 x 15 Wiederholungen bzw. 2 x 20 Sekunden	3 x 12 Wiederholungen bzw. 3 x 30 Sekunden.

Sensomotorisches Basistraining

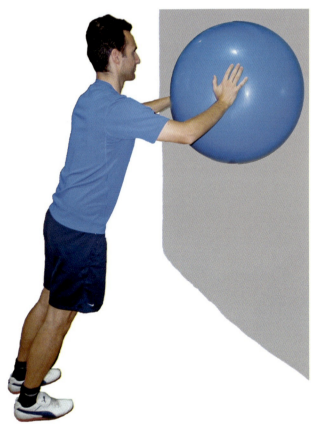

26 Anleitung

Liegestütz an der Wand
Liegestütz gegen einen Pezzi-Ball an der Wand.

Hilfsmittel	Umfang
Pezzi-Ball	3 x 8–12 Wiederholungen

Variation

Liegestütz im Einbeinstand. Unterschiedliche instabile Unterlagen nutzen.

Anleitung 27

Jeweils gegenseitigen Arm und Bein anheben
In der Bauchlage auf dem Pezzi-Ball ausbalancieren und abwechselnd über die Diagonale einen Arm und ein Bein abheben.

Hilfsmittel	Umfang
Pezzi-Ball	3 x 10–15 Wiederholungen

Variation

Übung mit Gewichtsmanschetten durchführen.

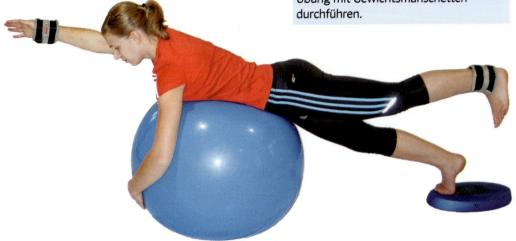

Sensomotorisches Basistraining

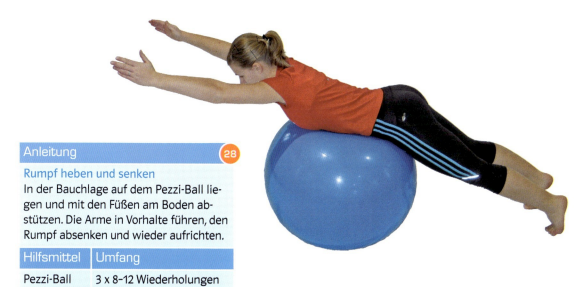

Anleitung 28

Rumpf heben und senken

In der Bauchlage auf dem Pezzi-Ball liegen und mit den Füßen am Boden abstützen. Die Arme in Vorhalte führen, den Rumpf absenken und wieder aufrichten.

Hilfsmittel	Umfang
Pezzi-Ball	3 x 8–12 Wiederholungen

Variation

Arme seitlich führen. Hände neben den Ohren. Arme gestreckt nach vorne halten mit den Handflächen nach oben.

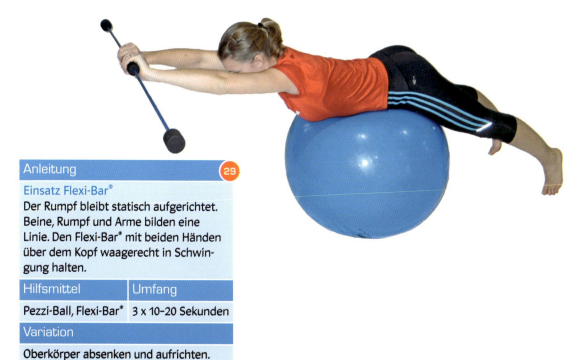

Anleitung 29

Einsatz Flexi-Bar®

Der Rumpf bleibt statisch aufgerichtet. Beine, Rumpf und Arme bilden eine Linie. Den Flexi-Bar® mit beiden Händen über dem Kopf waagerecht in Schwingung halten.

Hilfsmittel	Umfang
Pezzi-Ball, Flexi-Bar®	3 x 10–20 Sekunden

Variation

Oberkörper absenken und aufrichten. Flexi-Bar® bleibt in Schwingung.

Sensomotorisches Basistraining

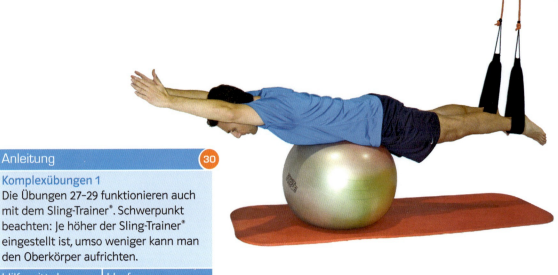

Anleitung 30

Komplexübungen 1
Die Übungen 27–29 funktionieren auch mit dem Sling-Trainer®. Schwerpunkt beachten: Je höher der Sling-Trainer® eingestellt ist, umso weniger kann man den Oberkörper aufrichten.

Hilfsmittel	Umfang
Pezzi-Ball, Sling-Trainer®	3 x 10–20 Sekunden

Variation

Gewichtsmanschetten um die Fußgelenke helfen den Schwerpunkt nach hinten zu verlagern.

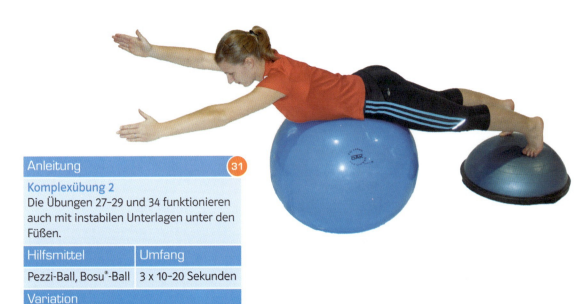

Anleitung 31

Komplexübung 2
Die Übungen 27–29 und 34 funktionieren auch mit instabilen Unterlagen unter den Füßen.

Hilfsmittel	Umfang
Pezzi-Ball, Bosu®-Ball	3 x 10–20 Sekunden

Variation

Ein Bein abheben.

Sensomotorisches Basistraining

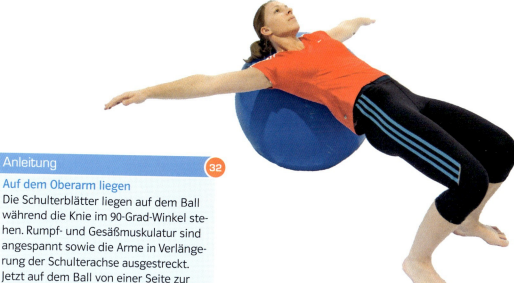

Anleitung 32

Auf dem Oberarm liegen

Die Schulterblätter liegen auf dem Ball während die Knie im 90-Grad-Winkel stehen. Rumpf- und Gesäßmuskulatur sind angespannt sowie die Arme in Verlängerung der Schulterachse ausgestreckt. Jetzt auf dem Ball von einer Seite zur anderen rollen.

Hilfsmittel	Umfang
Pezzi-Ball	3 x 8–12 Wiederholungen

Variation

Daumen können nach oben oder nach unten zeigen. Unterschiedliche instabile Unterlagen unter den Füßen nutzen.

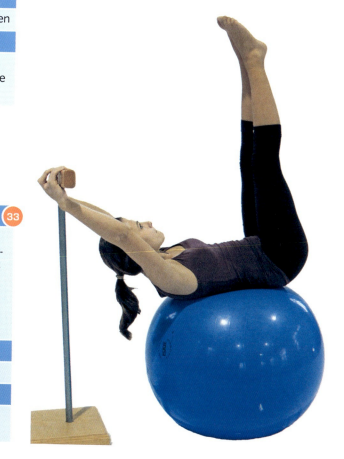

Anleitung 33

Beine nach oben strecken

Mit dem unteren Rücken auf dem Pezzi-Ball liegen. Die Hände halten sich an einer Sprossenwand fest und die Beine werden nach oben gestreckt, wobei der Körper ein „L" bildet. Jetzt zeichnen die Beine einen Kreis in die Luft.

Hilfsmittel	Umfang
Pezzi-Ball	3 x 10–20 Sekunden

Variation

Partner stößt die Beine leicht weg. Beine abwechselnd zur Seite absenken.

Sensomotorisches Basistraining

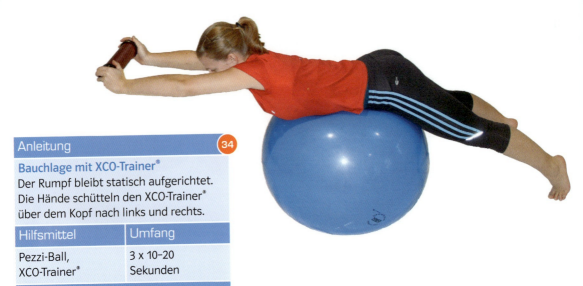

Anleitung (34)

Bauchlage mit XCO-Trainer®
Der Rumpf bleibt statisch aufgerichtet. Die Hände schütteln den XCO-Trainer® über dem Kopf nach links und rechts.

Hilfsmittel	Umfang
Pezzi-Ball, XCO-Trainer®	3 x 10–20 Sekunden

Variation

Füße auf unterschiedliche instabile Unterlagen stellen.

(35) Anleitung

XCO-TRAINER® längs schütteln
In der Rückenlage auf dem Pezzi-Ball umfassen beide Hände den XCO-Trainer® in der Mitte. Gleichzeitig mit dem Aufrichten des Oberkörpers (Crunch) wird der XCO-Trainer® in Richtung Knie geschleudert und abrupt abgestoppt.

Hilfsmittel	Umfang
Pezzi-Ball, XCO-Trainer®	3 x 10–20 Sekunden

Variation

Seitlich ausführen, von schräg oben diagonal nach unten.

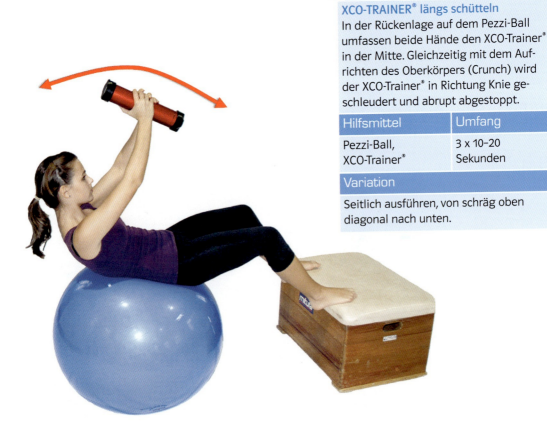

Sensomotorisches Basistraining

Anleitung

Komplexübungen 1

Die Übungen 34 und 35 können auch in Verbindung mit dem Sling-Trainer® durchgeführt werden. Je höher der Sling-Trainer® eingestellt ist, umso weniger kann man den Oberkörper aufrichten.

Hilfsmittel	Umfang
Pezzi-Ball, Sling-Trainer®	3 x 10–20 Sekunden

Variation

Gewichtsmanschetten um die Fußgelenke helfen, den Schwerpunkt Richtung Füße zu verlagern.

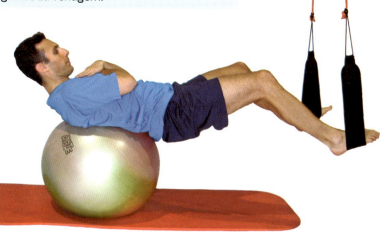

Anleitung

Komplexübung 2

Die Übungen Nr. 27–30, 32, 34 und 35 können in Verbindung mit unterschiedlichen instabilen Unterlagen unter einem Fuß durchgeführt werden, während das andere Bein abhebt.

Hilfsmittel	Umfang
Pezzi-Ball, unterschiedliche instabile Unterlagen	3 x 10–20 Sekunden

Sensomotorisches Basistraining

Situation 4
Sling-Trainer®.

Basic Info:
- Rumpfmuskulatur anspannen
- Aufrechte Körperhaltung
- Beine, Rumpf und Oberkörper bilden eine gerade Linie

Grundposition.

BEACHTE
- Hohlkreuz vermeiden.
- Die Hüfte darf nicht ausweichen, wenn Arme oder Beine frei in der Luft schweben.

TIPP: Die Grundposition und die Körperhaltung durch einen Partner prüfen lassen.

Variationen	Beginner	Fortgeschrittener	Spezialist
Einsatz obere Extremitäten	Im Stehen mit den Armen in den Schlaufen nach vorne beugen.	Arme zusammen oder einzeln in verschiedene Richtungen bewegen.	Einen Arm oder ein Bein freischwebend ausstrecken.
Einsatz untere Extremitäten	Im Liegen die Füße in den Schlaufen fixieren, während das Gesäß vom Boden abhebt.	Im Liegen die Füße zum Gesäß anziehen.	Einbeinig die Ferse zum Gesäß ziehen.
Einsatz von Störgrößen	Trainer zieht leicht an den Seilen.	Schlaufenhöhe verstellen	Unterschiedliche instabile Unterlagen benutzen
Umfang	2 x 10 Sekunden	3 x 15 Sekunden	3 x 20–30 Sekunden

Sensomotorisches Basistraining

ⓘ TRAINER-INFO

Es ist wichtig, darauf zu achten, dass der Trainierende weder im Hohlkreuz noch in einem spitzen Hüft-Rumpf-Winkel (Bogenposition) trainiert.

Anfänger fangen mit leichten Übungen an, um die korrekte Körperhaltung zu schulen. Eine leichte „Bogenposition" ist am Anfang tolerierbar. Da viele Übungen statische Haltepositionen beinhalten, erfordert dieses Training große Willenskraft und ist daher psychisch stark belastend.

Schwierigkeitsstufen:
Die Höhe der Schlaufen:
Hoch = leicht, tief = schwer
Der Stand zum Sling-Trainer®:
Vor dem Lot = leicht,
unter dem Lot = mittelschwer,
hinter dem Lot = schwer.

Die Grundposition bei der Verwendung des Sling-Trainers®
Der Körper bildet eine gerade Linie, indem man:
- den Bauchnabel einzieht und dadurch Rumpfspannung erzeugt
- die Gesäß- und die Oberschenkelmuskulatur anspannt.

Häufige Fehler
Fehler: Hohlkreuz
Korrektur: Das Becken durch Anspannen der Gesäßmuskulatur aufrichten.

Fehler: „Bogenposition"
Korrektur: Das Becken durch Anspannen der Bauch- und Gesäßmuskulatur aufrichten.

Fehler: Rundrücken
Korrektur: Die Schultern etwas nach hinten ziehen.

Anleitung ㊳

Vorbeugen im Kniestand
Aus der Grundposition mit den Unterarmen in den Schlaufen nach vorne legen.

Hilfsmittel	Umfang
Sling-Trainer®	3 x 10–20 Sekunden

Variation
Partner zieht leicht an den Seilen, um Instabilität zu erzeugen. Abwechselnd jeweils ein Knie abheben.

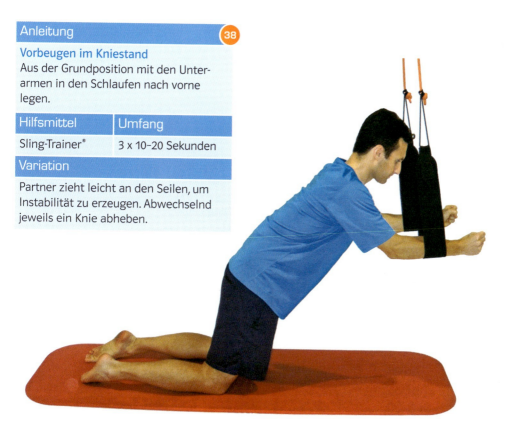

Sensomotorisches Basistraining

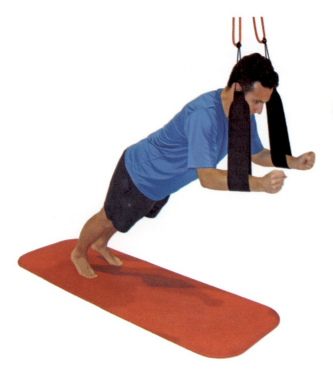

39) Anleitung

Vorbeugen im Stand
Aus der Grundposition. Unterarme in die Schlaufen legen und nach vorne beugen.

Hilfsmittel	Umfang
Sling-Trainer®	3 x 10-20 Sekunden

Variation
Arme in verschiedene Richtungen bewegen. Ein Bein oder einen Arm abheben, die Hüfte bleibt dabei stabil in der gleichen Position.

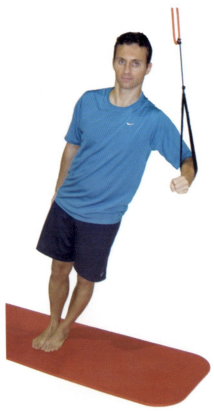

40) Anleitung

Seitlich beugen
Einen Arm in die Schlaufe legen sowie Rumpf- und Gesäßmuskulatur anspannen. Dann den Körper zur Seite beugen und statisch halten.

Hilfsmittel	Umfang
Sling-Trainer®	Pro Seite 2 x 15 Sekunden

Variation
Unterschiedliche instabile Unterlagen nutzen.

Sensomotorisches Basistraining

Anleitung

Seitliches Hüftheben
Das bodennahe Bein in die Schlaufe legen. Im Schulterstütz das Becken vom Boden abheben.

Hilfsmittel	Umfang
Sling-Trainer®, instabile Unterlage unter dem Stützarm positionieren.	Pro Seite 2 x 10 Sekunden

Variation
Das obere Bein in die Schlaufe legen. Das freie Bein in unterschiedliche Richtungen bewegen.

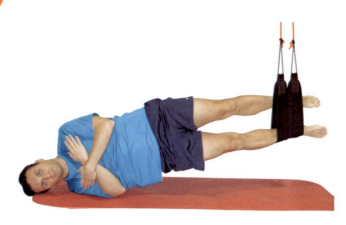

Anleitung 42

Brücke
In Rückenlage die Waden in den Schlaufen fixieren und das Gesäß abheben. Der Körper bildet eine Linie.

Hilfsmittel	Umfang
Sling-Trainer®	3 x 15–20 Sekunden

Variation
Beine abwechselnd zum Rumpf ziehen. Nur ein Bein in der Schlaufe fixieren. Hände vor dem Körper verschränken. Den oberen Rücken auf ein Ballkissen legen.

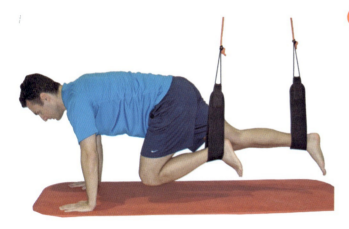

Anleitung 43

Knie anziehen
Die Schienbeine sind in den Schlaufen des Sling-Trainers® fixiert. Aus der Liegestützposition nun Knie in Richtung Kopf ziehen.

Hilfsmittel	Umfang
Sling-Trainer®	3 x 15–20 Sekunden

Variation
Sich weiter vom Lot entfernen. Nur ein Bein in der Schlaufe fixieren.

Sensomotorisches Basistraining

Situation 5
XCO-Trainer® schleudern.

Basic Info:
- Rumpfmuskulatur anspannen
- Leicht gebeugte Knie
- Den XCO-Trainer® mit leicht gebeugten Armen in verschiedene Richtungen schleudern
- Handgelenke gerade halten

TIPP: Der XCO-Trainer® wird richtig abgebremst, wenn es gut hörbare Aufprallgeräusche an den Endkappen des Gerätes gibt.

BEACHTE
- Langsam beginnen.
- Mit der Zeit das Tempo steigern.

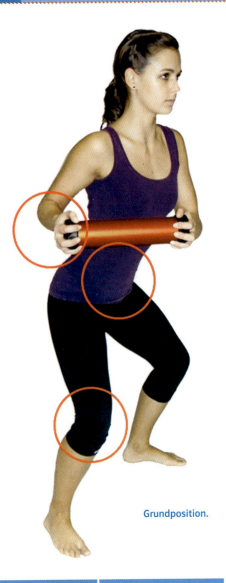

Grundposition.

Variationen	Beginner	Fortgeschrittener	Spezialist
Einsatz obere Extremitäten	Beidhändig oder einhändig schleudern.	Beidhändig oder einhändig schleudern.	Beidhändig oder einhändig schleudern.
Einsatz untere Extremitäten	Hüftbreit in einer leichten Hocke stehen.	Einbeinig in einer leichten Hocke balancieren.	Einbeinig auf unterschiedlichen instabilen Unterlagen stehen.
Einsatz von Störgrößen	Nur schleudern.	Instabile Unterlagen nutzen.	Instabile Unterlagen nutzen.
Umfang	2 x 10 Sekunden	3 x 15 Sekunden	3 x 20–30 Sekunden

Sensomotorisches Basistraining

ⓘ TRAINER-INFO

Der XCO-Trainer® ist eine Aluminiumröhre, die mit einer losen Granulatmasse gefüllt ist. Die Übungen führt man aus, indem die Röhre und die darin enthaltene Masse beschleunigt und gezielt abgestoppt werden. Nach Einsetzen einer Bewegung (konzentrisch nach exzentrisch) entsteht durch die Verzögerung der freibeweglichen Masse eine zusätzliche mechanische Belastung auf das Bindegewebe des Bewegungsapparats. Beim Umkehren der Bewegung verursacht die bewegende Masse bei Beginn der konzentrischen Kontraktion einen verzögernden Impact. Es ist genau dieser verzögernde Impact, der eine zusätzliche mechanische Belastung auf die Muskelfasern und auf das sie umschließende Bindegewebe erzeugt. Die gesteigerte Effektivität lässt sich über eine Intensivierung des Trainings durch einen vermehrten Muskeleinsatz erklären.

Es gibt den XCO-Trainer® in verschiedenen Ausführungen (Größe und enthaltene Masse): XCO-S und XCO-M für einarmige Übungen, XCO-L, XCO-Athletic für beidarmige Übungen. XCO-V vor allem für den Einsatz beim Joggen.

Die Grundposition beim Training mit dem XCO-Trainer®:
- Stabiler, hüftbreiter, aufrechter Stand mit leicht gebeugten Knien.
- Hüftbereich stabilisieren, indem man die Gesäßmuskulatur anspannt.
- Rumpfspannung aufbauen, indem der Bauchnabel eingezogen wird.
- Blickrichtung ist gerade aus.
- Handgelenke stabilisieren und sie in Verlängerung des Unterarmes fixieren.

Häufige Fehler
Fehler: Durchschwingen. Man hört keinen Aufprall an den Endkappen des Gerätes.
Korrektur: Der Trainierende muss am Ende der Bewegung den XCO-Trainer® schlagartig stoppen.

Fehler: Arme schwingen über die Bewegungsamplitude der Rumpfdrehung hinaus.
Korrektur: Die Arme werden als Verlängerung des Rumpfes aufgefasst und stoppen mit der Rumpfrotation (man muss den Aufprall in den Endkappen hören).

Übungsreihen XCO-Trainer®

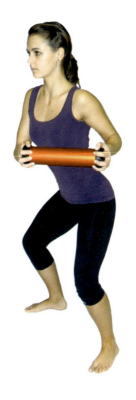

Anleitung

Reaktive Drehfestigkeit
Aus der Grundposition den XCO-Trainer® waagerecht mit zwei Händen an den äußeren Kappen fassen, vor dem Rumpf nach links und rechts schleudern und abrupt abbremsen. Der Aufprall auf die Kappen muss zu hören sein.

Hilfsmittel	Umfang
XCO-Trainer®	3 x 15–20 Wiederholungen

Variation
Einen Fuß vom Boden abheben. Unterschiedliche instabile Unterlagen nutzen.

Sensomotorisches Basistraining

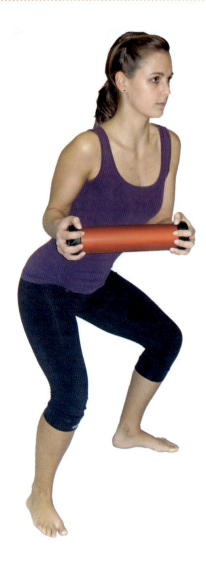

45 Anleitung

Kniebeuge
Gleiche Übung wie Nr. 44. Jetzt in die Kniebeuge gehen, bis der Kniewinkel 90 Grad beträgt und diese statisch halten.

Hilfsmittel	Umfang
XCO-Trainer®	3 x 15-20 Wiederholungen

Variation	
Unterschiedliche instabile Unterlagen nutzen.	

Anleitung 46

Holzhacken
Aus der Grundposition den XCO-Trainer® mit beiden Händen in der Mitte fassen, über den Kopf führen, explosiv nach unten schleudern und auf Bauchhöhe schlagartig abstoppen. Das Gleiche von unten nach oben durchführen.

Hilfsmittel	Umfang
XCO-Trainer®	3 x 15-20 Wiederholungen

Variation	
Unterschiedliche instabile Unterlagen nutzen.	

Sensomotorisches Basistraining

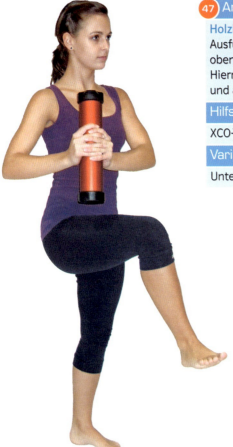

47 Anleitung

Holzhacken mit Kniehochziehen

Ausführung wie in Übung 46, zusätzlich ein Knie nach oben ziehen. Der XCO-Trainer® stoppt kurz vor dem Knie. Hiernach den XCO-Trainer® erneut nach oben führen und abbremsen.

Hilfsmittel	Umfang
XCO-Trainer®	3 x 15–20 Wiederholungen

Variation

Unterschiedliche instabile Unterlagen nutzen.

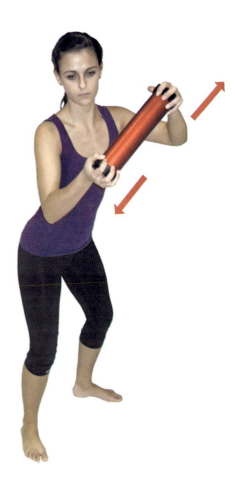

Anleitung 48

Baum fällen

Aus der Grundposition den XCO-Trainer® in der Mitte mit zwei Händen umfassen, über eine Schulter hochziehen, abstoppen, anschließend diagonal nach unten beschleunigen und wieder abstoppen. Später die Gegenseite belasten.

Hilfsmittel	Umfang
XCO-Trainer®	3 x 15–20 Wiederholungen

Variation

Unterschiedliche instabile Unterlagen nutzen.

Sensomotorisches Basistraining

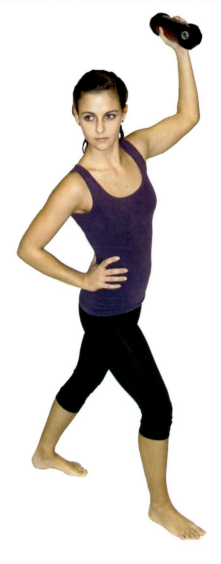

49) Anleitung

Tennisaufschlag

Aus der Grundposition in die Schrittstellung gehen, den XCO-Trainer® nur mit einer Hand wie beim Tennisaufschlag führen und mit einer Oberkörperrotation verbinden. Am Ende der Bewegung das Gerät schlagartig abstoppen.

Hilfsmittel	Umfang
XCO-Trainer®	Pro Arm 2 x 10–15 Wiederholungen
Variation	

Unterschiedliche instabile Unterlagen nutzen.

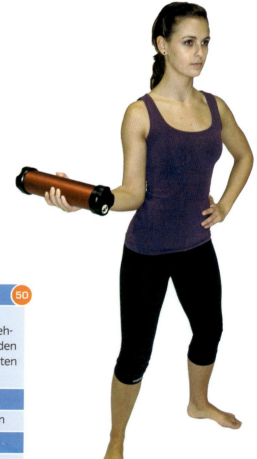

Anleitung (50)

Cocktail mixen

Aus der Grundposition den XCO-Trainer® in eine Hand nehmen und ihn waagerecht mit dem Handrücken zum Boden zeigend nach links und rechts schütteln. Hierfür am besten nur den XCO-TRAINER® in der Größe „S" benutzen.

Hilfsmittel	Umfang
XCO-Trainer®	Pro Arm 2 x 10–15 Wiederholungen
Variation	

Unterschiedliche instabile Unterlagen nutzen.

Sensomotorisches Basistraining

Anleitung 51

Training der Rotatorenmanschette

Aus der Grundposition den XCO-Trainer® mit einer Hand fassen und den im Ellbogen gebeugten Arm (90 Grad) waagerecht/senkrecht vor- und zurückschleudern.

Hilfsmittel	Umfang
XCO-Trainer®	Pro Arm 2 x 10–15 Wiederholungen

Variation

Die Übung einbeinig durchführen. Unterschiedliche instabile Unterlagen nutzen.

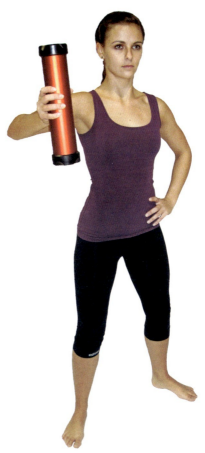

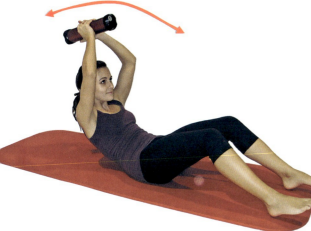

52 Anleitung

Crunch dynamisch

Ausgangsposition: Rückenlage mit aufgesetzten Füßen am Boden. Während der Oberkörper vom Boden abgehoben wird, umfassen die Hände den XCO-Trainer® in der Mitte und schleudern ihn in Richtung Beine. Danach den Oberkörper wieder unter Einsatz des XCO-Trainers® absenken. Wichtig ist es, nicht den Schwung des Gerätes zu nutzen, um den Oberkörper anzuheben.

Hilfsmittel	Umfang
XCO-Trainer®	3 x 15–20 Wiederholungen

Variation

Den XCO-Trainer® diagonal schleudern.

Sensomotorisches Basistraining

53 Anleitung

Crunch statisch

Ausgangsposition: Rückenlage mit aufgesetzten Füßen am Boden. Den Oberköper abheben, statisch halten und den XCO-TRAINER® vor der Brust nach links und rechts schütteln.

Hilfsmittel	Umfang
XCO-Trainer®	3 x 15–20 Wiederholungen

Variation

Den Oberkörper anheben und absenken.

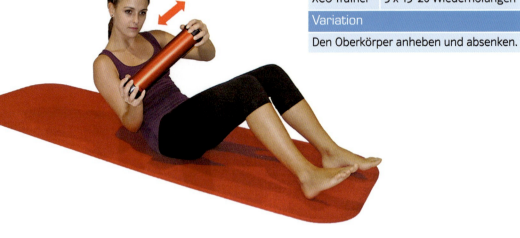

54 Anleitung

XCO-Trainer® und Pezzi-Ball

Der Rumpf bleibt statisch aufgerichtet. Die Hände schütteln den XCO-Trainer® in Vorhalte von links nach rechts.

Hilfsmittel	Umfang
Pezzi-Ball, XCO-Trainer®	3 x 10–20 Sekunden

Variation

Füße auf unterschiedliche instabile Unterlagen stellen.

Sensomotorisches Basistraining

Situation 6

Den Flexi-Bar® schwingen.

Basic Info:
- Knie, Ellbogen und Handgelenke sind leicht gebeugt.
- Die Rumpfmuskulatur anspannen.
- Den Flexi-Bar® mit stabilisierten Armen in verschiedenen Ebenen in Schwingung halten.

TIPP
Das Üben mit dem Flexi-Bar® ist vergleichbar mit Schaukelbewegungen. Zum richtigen Zeitpunkt wird ein beständiger kurzer Impuls nach vorne und hinten gegeben, wobei die Spannung in den Armen erhalten bleibt.

BEACHTE
Nach frisch operierten Schulterverletzungen oder nach Bandscheibenoperationen zuerst den Arzt konsultieren.

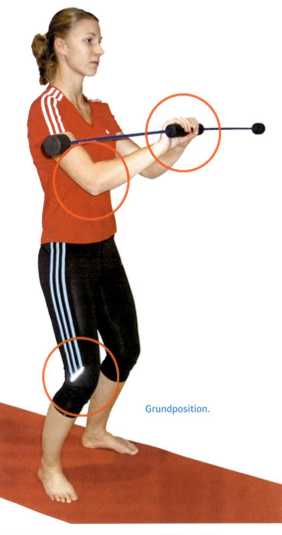

Grundposition.

Variationen	Beginner	Fortgeschrittener	Spezialist
Einsatz obere Extremitäten	Beidhändig oder einhändig schwingen.	Schwingen bei gleichzeitigem Bewegen in verschiedenen Ebenen.	Drehen bei gleichzeitigem Schwingen.
Einsatz untere Extremitäten	Hüftbreit in einer leichten Hocke stehen.	Einbeinig in einer leichten Hocke balancieren.	Einsatz unterschiedlicher Balance-Geräte.
Einsatz von Störgrößen	Nur schwingen.	Einbeinig balancieren.	Miniband, Deuserband®, unterschiedliche instabile Unterlagen nutzen.
Umfang	2 x 10 Sekunden	3 x 15 Sekunden	3 x 20–30 Sekunden

Sensomotorisches Basistraining

ⓘ TRAINER-INFO

Überblick Einsatzmöglichkeiten Flexi-Bar®

Der Einsatz des Flexi-Bars® ermöglicht das Trainieren der autochthonen Muskulatur des Schultergürtelbereichs (Tiefenmuskulatur), der medial liegenden tiefen Rückenstrecker, der Brust- und der Bauchmuskeln sowie des Beckenbodens.

Autochthone Rückenmuskulatur

Die Absicherung der axialen Wirbelsäulenstabilität wird primär durch die tiefe autochthone Muskulatur und sekundär mittels wirbelsäulenferner Muskulatur gewährleistet. Dabei steht die Absicherung der Lage der Bandscheiben zwischen den Wirbelkörpern zur Stabilität des Achsenskeletts im Vordergrund. Das Training der tiefen Rückenmuskulatur ist demnach dem Training der oberflächlichen Rückenmuskulatur vorzuschalten, da nur ein gut funktionierendes wirbelsäulennahes Muskelsystem die benötigte Stabilität für Bewegungsfunktionen oberflächlicher Muskelschichten garantiert.

Zustande kommt das Training durch die gegen den Körper einwirkenden Schwingungen des Flexi-Bars®. Hierdurch wird die wirbelnahe Muskulatur reflektorisch angespannt (Tiefenmuskulatur), stabilisiert das Achsenskelett und sorgt für eine aufrechte Körperhaltung. Konventionelle Übungen an Sequenzgeräten können diese Wirkung nur eingeschränkt erreichen.

Grundposition beim Training mit dem Flexi-Bar®

Stabiler, hüftbreiter Stand mit leicht gebeugten Knien. Rumpfspannung aufbauen mit eingezogenem Bauchnabel. Handgelenke sind leicht nach oben gebeugt. Die Zeigefinger berühren sich in der Mitte des Griffes. Mit leicht gebeugten Ellbogen werden nun die Schwingungen bei tiefer Schulterposition begonnen.

Übungsausführung

Zu Beginn fällt es vielen schwer, in die Rhythmisierung der Schwingungen hineinzufinden. Mit einem großen Anfangsschwung beginnen die Schwingungen, indem die Arme einmal an den Körper angezogen und wieder weggestoßen werden. Danach muss dieser Schwung mit kleinen Bewegungen des Flexi-Bars® nach vorne und hinten gehalten werden.

Kontrollpunkte der Grundposition im Stehen

Der Körper bildet eine Linie indem man:

- den Bauchnabel einzieht und dadurch Rumpfspannung erzeugt
- den Hüftbereich stabilisiert durch Anspannen von Gesäß- und Oberschenkelmuskulatur
- die Knie leicht beugt
- die Schultern kurz hochzieht und anschließend nach unten führt.

Häufige Fehler

Fehler: Schultern sind hochgezogen.
Korrektur: Die Schultern durch Unterstützung der Ausatmung senken und unten halten.

Fehler: Die Schwingungen werden kreisförmig ausgeführt.
Korrektur: Die Bewegung kurz unterbrechen und die Schwingungen erneut beginnen.

Fehler: Der Körper schwingt zu sehr mit.
Korrektur: Die Bewegung unterbrechen und auf die Einnahme einer korrekten Grundposition achten. Die Bewegungsamplitude nicht zu groß wählen (höchstens 30 cm).

Übungsreihen Flexi-Bar® Beginner

Anleitung 55

Horizontales Schwingen

Aus der Grundposition den Flexi-Bar® vor dem Körper mit leicht gebeugten Armen horizontal schwingen.

Hilfsmittel	Umfang
Flexi-Bar®	3 x 8–15 Sekunden

Variation

In der Schrittstellung stehen und vertikal schwingen. Dabei fassen die Hände den Stab übereinander.

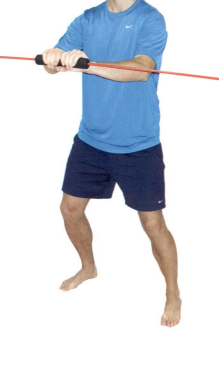

56 Anleitung

Über dem Kopf schwingen

Aus der Grundposition den Flexi-Bar® über dem Kopf mit leicht gebeugten Armen schwingen.

Hilfsmittel	Umfang
Flexi-Bar®	3 x 8–15 Sekunden

Variation

Die Arme während des Schwingens langsam senken.

Sensomotorisches Basistraining

Anleitung 57

Einhändig schwingen

Aus der Grundposition den Flexi-Bar® neben dem Körper horizontal bzw. vertikal schwingen.

Hilfsmittel	Umfang
Flexi-Bar®	3 x 8–15 Sekunden

Variation

Den Arm während des Schwingens langsam nach vorne bewegen.

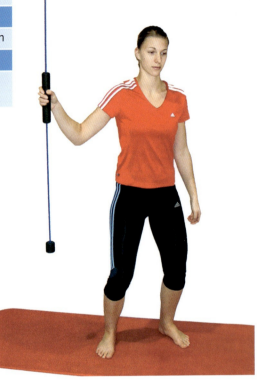

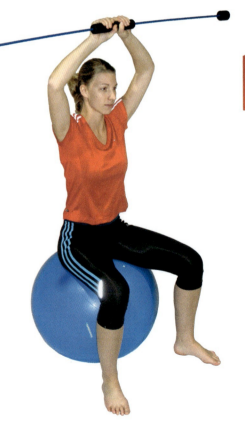

Anleitung 58

Pezzi-Ball und Flexi-Bar®

Auf dem Pezzi-Ball sitzend den Flexi-Bar® schwingen.

Hilfsmittel	Umfang
Flexi-Bar®, Pezzi-Ball	3 x 8–15 Sekunden

Variation

Variationen aus den vorherigen Übungen einsetzen.

Sensomotorisches Basistraining

Anleitung (59)

Rotation mit dem Oberkörper

Aus der Grundposition unter Rotation des Oberkörpers den schwingenden Flexi-Bar® von links nach rechts und zurück führen.

Hilfsmittel	Umfang
Flexi-Bar®	3 x 15–20 Sekunden

Variation

Einbeinig auf unterschiedlichen instabilen Unterlagen trainieren.

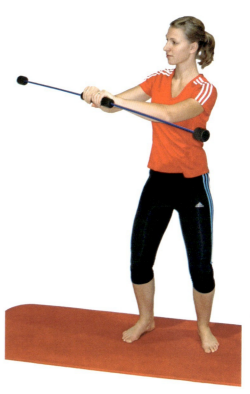

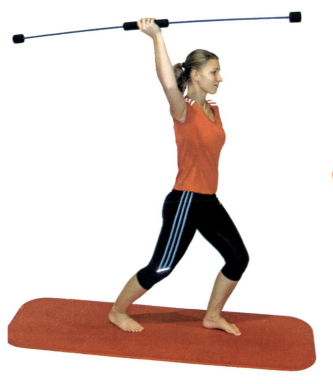

(60) Anleitung

Speerwurf

Aus der Grundposition mit einem Arm den Flexi-Bar® wie in der Ausgangsstellung beim Speerwurf seitlich über dem Kopf schwingen.

Hilfsmittel	Umfang
Flexi-Bar®	3 x 15–20 Sekunden

Variation

Den Arm während des Schwingens langsam nach unten-hinten senken.

Sensomotorisches Basistraining

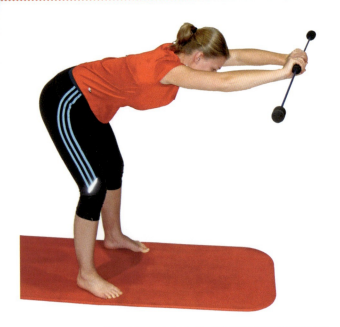

61) Anleitung

Vorbeugen und Schwingen

Aus der Grundposition den Oberkörper abbeugen und den Flexi-Bar® beidhändig in der Waaggerechten in Schwingung bringen.

Hilfsmittel	Umfang
Flexi-Bar®	3 x 15–20 Sekunden
Variation	

Die Übung einbeinig in der Standwaage durchführen.
Mit einer Hand schwingen.

Anleitung 62

Einbeinig schwingen

Aus der Grundposition den Flexi-Bar® auf einem Bein stehend in allen Ebenen und Körperpositionen schwingen.

Hilfsmittel	Umfang
Flexi-Bar®	3 x 15–20 Sekunden
Variation	

Der Partner erzeugt eine Störgröße über Gummibandzug am Kniegelenk.

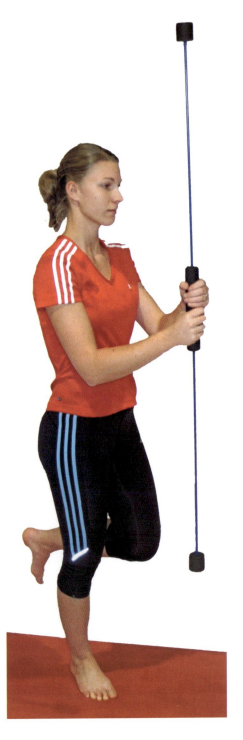

Sensomotorisches Basistraining

Übungsreihen Flexi-Bar® Spezialist

Anleitung 63

Einbeinig auf instabiler Unterlage schwingen

Aus der Grundposition den Flexi-Bar® im Einbeinstand auf unterschiedlichen instabilen Unterlagen in allen möglichen Richtungen, Körperpositionen und Ebenen schwingen.

Hilfsmittel	Umfang
Flexi-Bar®, unterschiedliche instabile Unterlagen	3 x 15–20 Sekunden

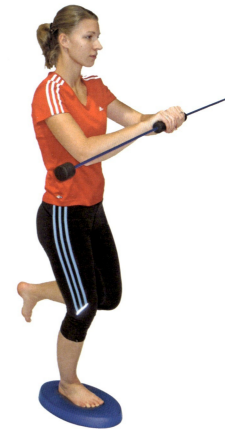

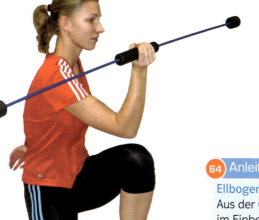

64 Anleitung

Ellbogen und Knie zusammenführen

Aus der Grundposition den Flexi-Bar® im Einbeinstand auf unterschiedlichen instabilen Unterlagen schwingen und dabei abwechselnd Knie und Ellbogen annähern.

Hilfsmittel	Umfang
Flexi-Bar®, unterschiedliche instabile Unterlagen	Pro Seite 2 x 6–8 Wiederholungen

Variation

Gewichtsmanschetten um die Fußgelenke.

Sensomotorisches Basistraining

Anleitung 65

Rotation im Arm

Aus der Grundposition den Flexi-Bar® einarmig rotierend aus dem Ristgriff in den Kammgriff schwingen.

Hilfsmittel	Umfang
Flexi-Bar®	Pro Seite 2 ganze Umdrehungen

Variation
Einbeinig auf unterschiedlichen instabilen Unterlagen trainieren.

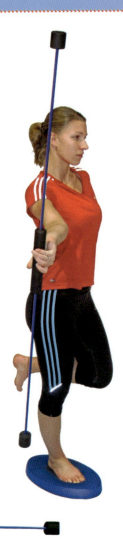

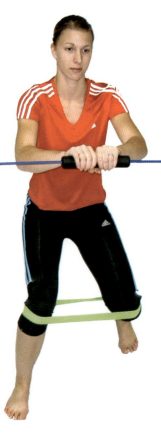

66 Anleitung

Mit dem Miniband in der Hocke laufen

Das Miniband oder Deuserband® knapp unter dem Kniegelenk fixieren, unter Spannung halten und gleichzeitig laufen. Dabei den Flexi-Bar® in verschiedenen Ebenen schwingen.

Hilfsmittel	Umfang
Flexi-Bar®, Miniband, Deuserband®	3 x 20–30 Sekunden

Variation
Auf einer großen Weichbodenmatte laufen.

Sensomotorisches Basistraining

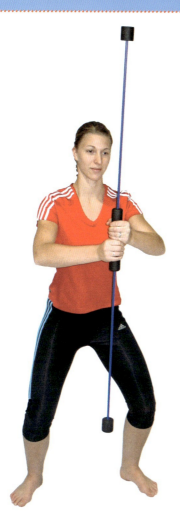

67 Anleitung

Rüttelmönch
Aus der Grundposition den Flexi-Bar® senkrecht vor dem Körper beidhändig nach links und rechts in Schwingung halten.

Hilfsmittel	Umfang
Flexi-Bar®	3 x 10–20 Sekunden

Variation

Den Stand abwechselnd von einem auf das andere Bein wechseln.

Anleitung 68

Rüttelmönch zwischen den Beinen
Leichte Kniebeuge, Oberkörper ist leicht vorgebeugt. Flexi-Bar® wird mit beiden Händen zwischen den Beinen nach links und rechts in Schwingung gehalten.

Hilfsmittel	Umfang
Flexi-Bar®	3 x 15–20 Sekunden

Variation

Den Stand abwechselnd von einem auf das andere Bein wechseln.

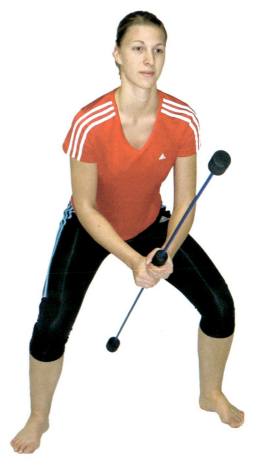

Sensomotorisches Basistraining

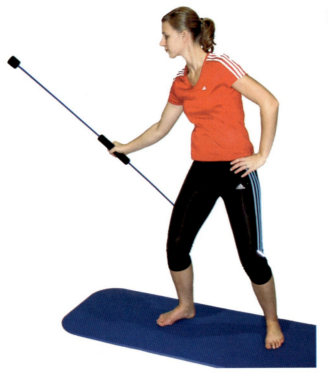

69 Anleitung

Parallel zum Körper schwingen
Aus der Grundposition den Flexi-Bar® vor dem Körper nach unten und oben schwingen.

Hilfsmittel	Umfang
Flexi-Bar®	3 x 10–20 Sekunden

Variation
Den Stand abwechselnd von einem auf das andere Bein wechseln.

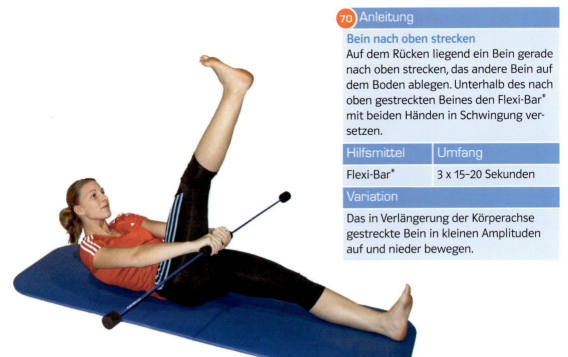

70 Anleitung

Bein nach oben strecken
Auf dem Rücken liegend ein Bein gerade nach oben strecken, das andere Bein auf dem Boden ablegen. Unterhalb des nach oben gestreckten Beines den Flexi-Bar® mit beiden Händen in Schwingung versetzen.

Hilfsmittel	Umfang
Flexi-Bar®	3 x 15–20 Sekunden

Variation
Das in Verlängerung der Körperachse gestreckte Bein in kleinen Amplituden auf und nieder bewegen.

Sensomotorisches Basistraining

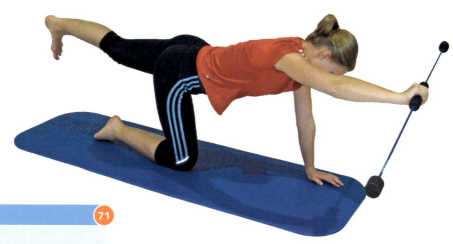

Anleitung 71

Vierfüßlerstand

Ein Bein und der diagonale Arm sind vom Boden abgehoben. Die abgehobene Hand hält den Flexi-Bar® waagerecht in Schwingung.

Hilfsmittel	Umfang
Flexi-Bar®	3 x 15–20 Sekunden

Variation

Das in Verlängerung der Körperachse gestreckte Bein in kleinen Amplituden auf und nieder bewegen.

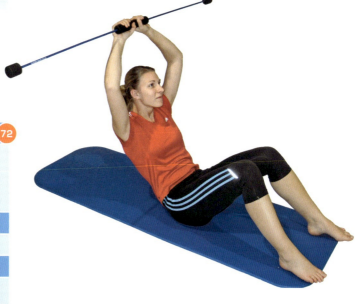

Anleitung 72

Crunches

In der Rückenlage die Beine anstellen und den Oberkörper aufrichten und absenken, dabei den Flexi-Bar® schwingen.

Hilfsmittel	Umfang
Flexi-Bar®	3 x 10–20 Sekunden

Variation

Beine abheben.
Den Oberkörper statisch in der Endposition halten. Oberkörper abwechselnd zur Seite drehen.

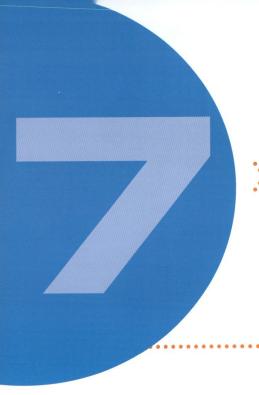

7 Sensomotorisch akzentuiertes Krafttraining

Das sensomotorisch akzentuierte Krafttraining versucht Zusatzlasten bzw. Widerstände in der Instabilität zu überwinden. Dabei spielen zwei Faktoren eine besondere Rolle. Einerseits muss der Körper über die Reflexantwort der posturalen Kontrolle Körperspannung erzeugen, um im Gleichgewicht zu bleiben bzw. ins Gleichgewicht zu kommen, andererseits sollen Zusatzbelastungen in der Instabilität die Wirkung eines funktionellen Krafttrainings verstärken.

Die Wirksamkeit von Kraftbelastungen in der Instabilität liegt vor allem darin begründet, dass nicht nur einzelne Muskeln gekräftigt werden, sondern die Gesamtkörpermuskulatur im Rahmen von kinästhetischen Muskelfunktionsketten belastet wird. Diese Muskelfunktionsketten sorgen dafür, dass der Körper in der Alltagsmotorik wie auch in der disziplinspezifischen Bewegungsanforderung der jeweiligen Sportart optimal aufeinander abgestimmt (koordiniert) funktioniert. Nur in einer für die jeweilige Bewegung optimalen Bewegungskoordination kann die beteiligte Muskulatur ihre maximale Leistung abrufen. Daher ist es logisch, dass die für die jeweilige Sportart leistungsrelevante Muskulatur auch sportartspezifisch trainiert und in ihrer Kraftentfaltung optimiert wird. Dabei kommt der Rumpfmuskulatur eine besondere Bedeutung zu.

Die Rumpfmuskulatur sorgt dafür, dass die für sportliche Bewegungen durchgeführten Aktionen der Extremitäten optimal in den Körper eingeleitet werden und eine perfekte Kraftübertragung stattfindet. Nur so können hohe Maximal- und Schnellkraftfähigkeiten (z.B. in Sprintdisziplinen oder in Sportarten mit offenem Fertigkeitsniveau) umgesetzt werden. Dass mit dem sensomotorisch akzentuierten Krafttraining auf Grund der instabilen Ausgangslage eine Reduzierung der Zusatzlasten einhergeht, ist eine zu akzeptierende Notwendigkeit. Dies bedeutet jedoch nicht gleichzeitig, dass durch eine Reduzierung der äußeren Belastung auch die trainingswirksame innere Beanspruchung des Körpers abnimmt. So konnten Studien, die das kraft- und elektromyographische Verhalten der Muskulatur bei instabilen Ausführungsbedingungen un-

Sensomotorisch akzentuiertes Krafttraining

tersuchten, feststellen, dass die mobilisierte Muskulatur trotz geringerer äußerer Last gleich stark und z.T. noch stärker aktiviert war als unter stabilen Bedingungen (ANDERSON/BEHM, 2004; GOODMAN et al. 2008).

Nachfolgendes Schaubild soll verdeutlichen, dass das sensomotorisch akzentuierte Krafttraining im Sinne eines Ganzköpertrainings sich unterschiedlicher Trainingsmittel bedienen kann. Dabei können verschiedene Kategorien von Geräten unterschieden werden. Zum einen sind es Geräte, die in allen Freiheitsgeraden der Bewegung bedient werden können, wie Freihanteln und Gewichtsmanschetten. Zum anderen können Geräte dargestellt werden, die über einen Fixpunkt Zusatzbelastungen in die trainierende Muskulatur einleiten und ebenfalls über eine große Anzahl von Freiheitsgraden verfügen, wie Seilzuggeräte oder Gummibänder. Natürlich lassen sich auch konventionelle Sequenzgeräte, die die Muskulatur ein- bzw. mehrgelenkig trainieren im Zustand begrenzter Instabilität einsetzen (z.B. kann die Beinpresse mit einer instabilen Unterlage genutzt werden). Nicht zu vergessen ist das eigene Körpergewicht, das als Zusatzlast leicht durch Veränderung der physikalischen Hebelgesetzmäßigkeiten variiert werden kann. Damit ist dem trainierenden Fitnesssportler eine hervorragende Möglichkeit gegeben, sein Training auch zu Hause ohne die gerätespezifische Infrastruktur eines Fitnessstudios durchzuführen.

Die sich anschließenden Übungsformen beschreiben ein Ganzkörpertraining und lassen sich demnach vielfältig kategorisieren. So sind Einteilungen denkbar, die die unterschiedlichen instabilen Unterlagen berücksichtigen (Airex®-Pad, Bosu®-Ball, Sling-Trainer® etc.) bzw. unterschiedliche Bewegungsarten kennzeichnen (z.B. Kniebeuge, Liegestütze, Ausfallschritte etc.). Kategorieneinteilungen, die die Wirkung auf bestimmte Muskelbereiche ausrichten (Rumpf, Arme, Beine) verbieten sich an dieser Stelle, da sich bei einem auf Instabilität basierenden Ganzkörpertraining durch die Vielfalt der Freiheitsgrade nicht genau festlegen lässt, welche Muskulatur primär gekräftigt wird.

Daher sollen die nachfolgenden Übungsformen unter Berücksichtigung der jeweiligen Zusatzlast bzw. des jeweiligen Trainingsgerätes eingeteilt werden, um einen systematischen Überblick über die Vielfalt der Trainingsmöglichkeiten zu geben. Die Gewichtslast der einzelnen Übungen sollte so gewählt werden, dass die angegebenen Wiederholungszahlen ohne Gleichgewichtsverlust in einem kontrollierten Tempo ausgeführt werden können.

Ein SAK-Training an Sequenzgeräten wird nur kurz behandelt, da durch die Gerätekonstruktion konventioneller Krafttrainingsmaschinen ein mehrdimensionales Training häufig verhindert wird.

Nachfolgende Übungsformen benutzen als Zusatzlast **Freihanteln** oder **Gewichtsmanschetten.**

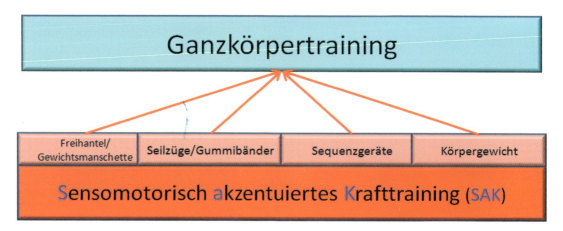

Schaubild „Sensomotorisch akzentuiertes Krafttraining".

Übungsformen mit Zusatzlasten

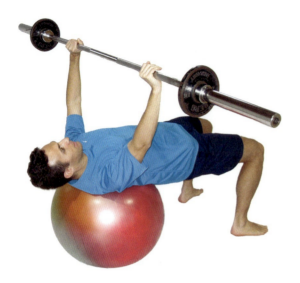

73) Anleitung

Bankdrücken mit der Langhantel
Der Schulterbereich liegt auf einem Pezzi-Ball auf, während der Rumpf angespannt ist. Der Partner übergibt die Hantelstange und sichert die Übung ab.

Hilfsmittel	Umfang
Pezzi-Ball, Langhantel und Partner	3 x 8–12 Wiederholungen

Variation
Bei der Durchführung der Übung ein Bein abheben. Unterschiedliche instabile Unterlagen nutzen.

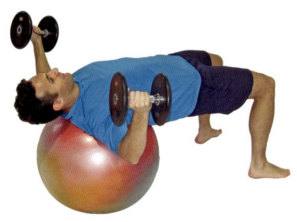

74) Anleitung

Flys mit Kurzhanteln
Der Schulterbereich liegt auf dem Pezzi-Ball auf, während unter Rumpfspannung mit Kurzhanteln Flys durchgeführt werden. Dabei ein Hohlkreuz vermeiden und die Arme im Ellbogengelenk leicht gebeugt halten.

Hilfsmittel	Umfang
Pezzi-Ball, Kurzhanteln	3 x 8–12 Wiederholungen

Variation
Unterschiedliche instabile Unterlagen nutzen.

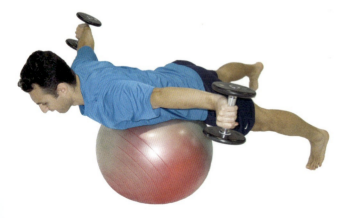

75) Anleitung

Reverse-Flys
Mit angezogenen Beinen in der Bauchlage auf dem Pezzi-Ball liegen. Die Oberarme sind 90 Grad abgespreizt und die Handgelenke innenrotiert. Nun die Kurzhanteln maximal nach oben anziehen.

Hilfsmittel	Umfang
Pezzi-Ball und Kurzhanteln	3 x 8–12 Wiederholungen

Variation
Im Stehen auf unterschiedlichen instabilen Unterlagen trainieren.

Sensomotorisch akzentuiertes Krafttraining

Anleitung 76

Einen Arm nach hinten strecken

Den Körper in der Bauchlage auf dem Pezzi-Ball mit breiter Beinstellung und zusätzlich am Boden fixiertem Arm ablegen. Jetzt den freien Arm mit Oberkörperrotation gestreckt nach hinten oben führen.

Hilfsmittel	Umfang
Pezzi-Ball und Kurzhanteln	3 x 8-12 Wiederholungen

Variation

Die Füße auf unterschiedliche instabile Unterlagen stellen.

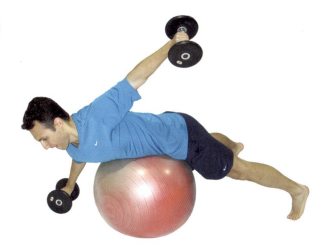

Anleitung 77

Oberkörperrotation

Mit angespannter Rumpfmuskulatur liegt der Körper mit dem Schulterbereich auf dem Pezzi-Ball auf. Die Arme sind ausgestreckt und halten eine Kurzhantel, während der Oberkörper abwechselnd nach links und rechts auf dem Ball rotiert.

Hilfsmittel	Umfang
Pezzi-Ball und Kurzhanteln	3 x 8-12 Wiederholungen

Variation

Die Füße auf unterschiedliche instabile Unterlagen stellen.

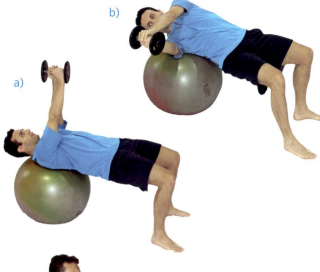

a)
b)

Anleitung 78

Einbeinstand mit Gewichtsmanschette

Das mit einer Gewichtsmanschette belastete Spielbein nach vorne, nach hinten oder zur Seite ausstrecken.

Hilfsmittel	Umfang
Gewichtsmanschette, unterschiedliche instabile Unterlagen	Pro Bein 2 x 8-12 Wiederholungen

Variation

Partner zieht mit dem Gummiband am Standbein in verschiedene Richtungen.

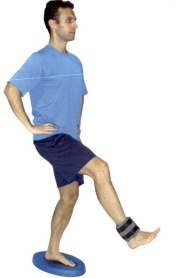

Sensomotorisch akzentuiertes Krafttraining

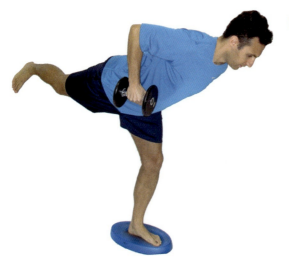

79) Anleitung

Standwaage mit Gewicht
Aus der Grundposition einbeinig auf einer instabilen Unterlage in die Standwaage gehen und mit dem Gegenarm eine Kurzhantel bis zur Hüfte hochziehen.

Hilfsmittel	Umfang
Kurzhanteln, unterschiedliche instabile Unterlagen	Pro Seite 2 x 8–12 Wiederholungen

Variation
Partner zieht mit dem Gummiband am Standbein in verschiedene Richtungen.

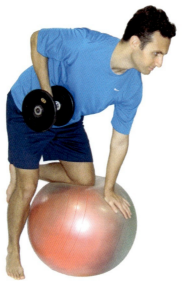

80) Anleitung

Einarmrudern auf dem Pezzi-Ball
Mit einem Knie und einem Arm auf den Pezzi-Ball fixieren. Der freie Arm zieht die Kurzhantel im Kammgriff eng an den Körper.

Hilfsmittel	Umfang
Pezzi-Ball und Kurzhanteln	Pro Arm 3 x 8–12 Wiederholungen

Variation
Das Standbein auf unterschiedliche instabile Unterlagen stellen.

Die SAK-Kniebeuge

Wenn bei der Darstellung der nachfolgenden Übungsformen verstärkt die Bewegungsformen **Kniebeuge** und **Ausfallschritt** systematisiert werden, dann liegt dies darin begründet, dass im Rahmen eines Krafttrainings die Kniebeuge als Trainingsmaßnahme zur Kräftigung der Körperstreckschlinge eine wichtige Rolle spielt. Daher soll diese Trainingsform hier näher beschrieben und ihre Anwendung im Rahmen eines SAK-Trainings erläutert werden.

Die Übung **Kniebeuge** ist eine gute Komplexübung, die nicht nur die Beine, sondern auch den Rumpf, vor allem beim Training mit der Langhantel trainiert. Um die Technik richtig zu erlernen, sollte zuerst auf stabiler Unterlage unter intensiver Trainerbetreuung trainiert werden. Wird die Technik beherrscht, kann auf instabiler Unterlage (z.B. instabiler Unterlage in der Multipresse) trainiert werden. Dabei sollte die Übungsausführung immer durch Hilfestellungen abgesichert werden. Das Trainingsgewicht wird nur so hoch gewählt, dass die Übung sicher durchführbar ist (z.B. 60–70 % des Einer-Wiederholungsmaximums).

Sensomotorisch akzentuiertes Krafttraining

Die Grundposition bei der Kniebeuge
Es wird eine schulterbreite, parallele Fußstellung eingenommen, wobei die Fußspitzen leicht nach außen zeigen und die Knie in dieser Stellung leicht gebeugt sind. Der Bauchnabel wird eingezogen und die Rumpfmuskulatur angespannt. Der Blick ist bei aufgerichtetem Rücken geradeaus orientiert.

Die Ausführung der Kniebeuge
Das Gewicht ist immer über dem ganzen Fuß verteilt und beim Tiefgehen bleiben die Knie über dem Fußgelenk ausgerichtet.
Zuerst wird in der Hüfte gebeugt und das Gesäß mit geradem Rücken nach hinten geschoben (wie auf einem Stuhl absitzen). Bei einem Kniewinkel von 90 Grad ist die Endstellung erreicht. Der Kopf ist aufgerichtet und auf einen imaginären Punkt fixiert.

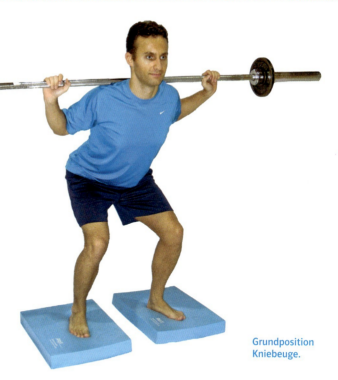

Grundposition Kniebeuge.

Anleitung 81

Beinpresse mit Kreisel
Die Füße hüftbreit auf dem Kreisel aufsetzen und die Knie über den Fußgelenken ausrichten. Dann das Gewicht kontinuierlich herausdrücken.

Hilfsmittel	Umfang
Verschiedene Kreisel	3 x 8–12 Wiederholungen

Variation
Auch ohne Schuhe trainieren. Nur mit einem Bein trainieren.

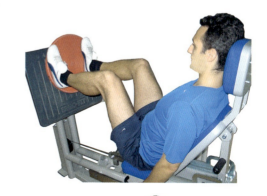

Anleitung 82

Kniebeuge auf Airex® Balance-Pad
Die Pads rutschfest parallel aufstellen.

Hilfsmittel	Umfang
Kurzhanteln, Langhantel und Airex® Balance-Pad	3 x 8–12 Wiederholungen

Variation
Auch ohne Schuhe trainieren.

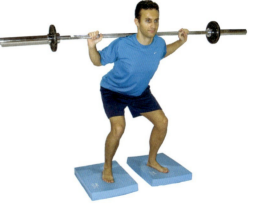

Sensomotorisch akzentuiertes Krafttraining

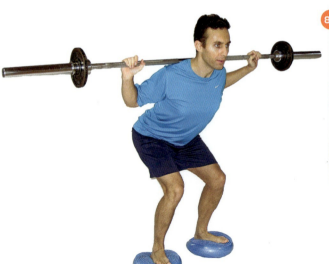

83) Anleitung

Kniebeuge mit zwei Ballkissen
Die Ballkissen rutschfest parallel aufstellen.

Hilfsmittel	Umfang
Hanteln, Langhantel und Ballkissen	3 x 8–12 Wiederholungen

Variation
Auch ohne Schuhe trainieren.

Anleitung 84

Kniebeuge auf dem Bosu®-Ball
Den Bosu®-Ball auf die weiche Balloberseite stellen.

Hilfsmittel	Umfang
Hanteln, Langhantel, und Bosu®-Ball	3 x 8–12 Wiederholungen

Variation
Mit unterschiedlichem Luftdruck im Bosu®-Ball trainieren.

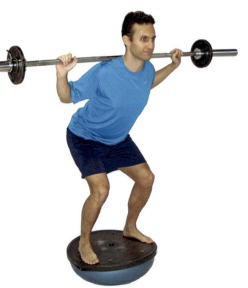

85) Anleitung

Kniebeuge Indo-Board® mit Ballkissen
Das Ballkissen unter die Mitte des Indo-Boards® legen. In die Grundposition gehen und die Kniebeuge ausführen.

Hilfsmittel	Umfang
Hanteln, Langhantel, Indo-Board® und Ballkissen	3 x 8–12 Wiederholungen

Sensomotorisch akzentuiertes Krafttraining

Anleitung (86)

Kniebeuge auf dem Indo-Board® mit Rolle

Die Füße stehen schulterbreit auf dem Board. Der Rücken ist gerade und die Knie zeigen nicht über die Fußspitze hinaus.

Hilfsmittel	Umfang
Hanteln, Langhantel und Indo-Board®	3 x 6–8 Wiederholungen

Variation

Mit unterschiedlichen Armbewegungen (kreisen, strecken) trainieren.

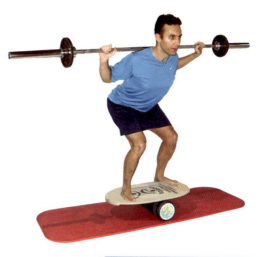

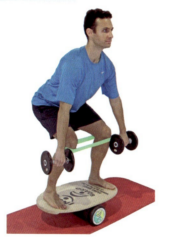

Anleitung (87)

Kniebeuge mit Gummiband

Die Endstellung der Kniebeuge statisch einnehmen und ein Gummiband mit den Knien nach außen drücken.

Hilfsmittel	Umfang
Hanteln, Langhantel, Indo-Board® und Gummiband	3 x 6–8 Wiederholungen

Variation

Das Mini-Band auf verschiedene Höhen um die Beine fixieren. Die Übungsausführung ist auch auf anderen instabilen Unterlagen möglich.

Anleitung (88)

Kreuzheben

Ausführung wie Kniebeuge. Etwa schulterbreiter Stand. Rumpf anspannen und gerader Rücken. Die Langhantel mit langen Armen im Zwiegriff fassen. Die Stange ganz eng an den Schienbeinen entlang hochheben.

Hilfsmittel	Umfang
Langhantel, unterschiedliche instabile Unterlagen	3 x 6–8 Wiederholungen

Variation

Auf unterschiedlichen instabilen Unterlagen durchführen.

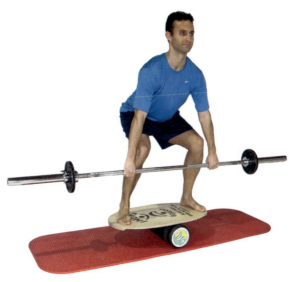

Sensomotorisch akzentuiertes Krafttraining

Die SAK-Einbeinkniebeuge
Als Variante zur beidbeinigen Kniebeuge wird die einbeinige Kniebeuge eingesetzt. Die **Einbeinkniebeuge** setzt aufgrund der kleineren Unterstützungsfläche und der damit verbundenen größeren Anforderung an die posturale Kontrolle des Körpers einen noch größeren Trainingsreiz.

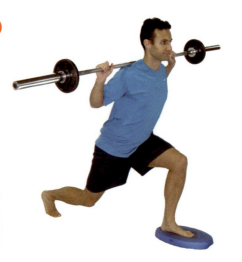

Anleitung (89)
Einbeinkniebeuge mit der Langhantel
Aus der Grundposition einbeinig auf einer instabilen Unterlage Kniebeugen durchführen. Das Spielbein hinter dem Körper auf einer Bank ablegen. Das Knie des Standbeines nicht über die Fußspitze schieben.

Hilfsmittel	Umfang
Langhantel und unterschiedliche instabile Unterlagen	Pro Bein 2 x 8–12 Wiederholungen

Variation
Mit dem Standbein auf unterschiedlichen instabilen Unterlagen trainieren.
Mit Kurzhanteln oder der Langhantel trainieren.

Anleitung (90)
Einbeinkniebeuge mit Kurzhanteln
In der Grundposition einbeinig auf einer instabilen Unterlage stehen und Kniebeugen mit Kurzhanteln durchführen.

Hilfsmittel	Umfang
Kurzhanteln und unterschiedliche instabile Unterlagen	Pro Bein 2 x 8–12 Wiederholungen

Variation
Mit dem Standbein auf unterschiedlichen instabilen Unterlagen trainieren. Der Partner zieht mit einem Gummiband am Standbein in verschiedene Richtungen.

Anleitung (91)
Tiefe Einbeinkniebeuge im Ausfallschritt
Vorderes und hinteres Bein befinden sich auf einer instabilen Unterlage im weiten Ausfallschritt. Das hintere Knie wird gesenkt und berührt den Boden.

Hilfsmittel	Umfang
Kurzhanteln und unterschiedliche instabile Unterlagen	Pro Bein 2 x 6–8 Wiederholungen

Variation
Jeweils jedes Bein auf unterschiedlichen instabilen Unterlagen trainieren.

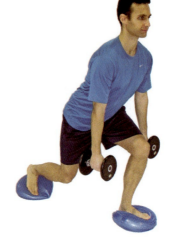

Sensomotorisch akzentuiertes Krafttraining

Anleitung 92

Einbeinkniebeuge im Sling-Trainer®

Ein Bein mit dem Fußgelenk in die Schlaufe des Sling-Trainers® legen. Das Standbein steht vor dem Lot der Seilfixierung. Jetzt das Standbein strecken und das Spielbein nach vorne ziehen.

Hilfsmittel	Umfang
Sling-Trainer®	Pro Bein 2 x 8-12 Wiederholungen

Variation

Mit dem Standbein hochspringen.
Die Übung mit Kurzhanteln durchführen.
Mit dem Standbein auf unterschiedlichen instabilen Unterlagen trainieren.

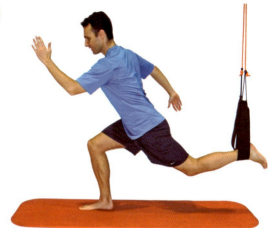

Anleitung 93

Einbeinkniebeuge auf einem Podest

Instabile Unterlage rutschfest auf einen Kasten (ca. 50 cm hoch) legen. Anfangs mit Sicherheitsgriff an einem Fixpunkt (z.B. Sprossenwand) festhalten. Standbein auf den Kasten aufsetzen und sich nach oben drücken. Das Kniegelenk bleibt auch in der Endposition leicht gebeugt.

Hilfsmittel	Umfang
Podest mit unterschiedlichen instabilen Unterlagen	Pro Bein 2 x 6-8 Wiederholungen

Variation

Mit dem Standbein auf unterschiedlichen instabilen Unterlagen trainieren. Zwei Kurzhanteln benutzen.

Anleitung 94

Einbeinkniebeuge rücklings

Die Oberarme in die Schlaufen des Sling-Trainers® einhängen und den Oberkörper zurücklehnen. Das Knie ist etwas hinter dem Fußgelenk positioniert. Beim Beugen darauf achten, dass sich das Knie nicht über die Fußspitze schiebt.

Hilfsmittel	Umfang
Sling-Trainer®	Pro Bein 2 x 8-12 Wiederholungen

Variation

Mit dem Standbein hochspringen.
Mit dem Standbein auf unterschiedlichen instabilen Unterlagen trainieren.

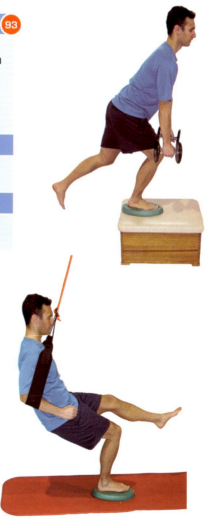

Sensomotorisch akzentuiertes Krafttraining

Der SAK-Ausfallschritt
Eine weitere Bewegungsvariation, um mit Zusatzlasten in der Instabilität zu trainieren, ist der **Ausfallschritt.** Der Ausfallschritt erfordert aufgrund des kleinen Gleichgewichtsbereichs eine gute posturale Kontrolle.

Die Grundposition des Ausfallschrittes
Aus dem Stand wird ein weiter Schritt nach vorne durchgeführt, so dass der Kniewinkel 90 Grad beträgt und das Kniegelenk über dem Fußgelenk positioniert ist. Diese Position kurz halten, das Standbein strecken und in den Stand zurückkehren.

Werden instabile Unterlagen eingesetzt, sollten diese einen rutschfesten Stand ermöglichen.

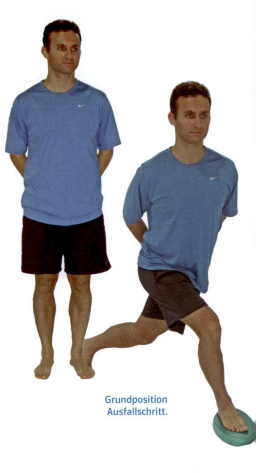

Grundposition Ausfallschritt.

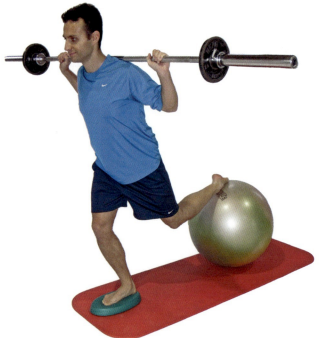

95) Anleitung

Ausfallschritt vorwärts
Das vordere Bein auf eine instabile Unterlage aufsetzen.

Hilfsmittel	Umfang
Unterschiedliche instabile Unterlagen.	Pro Bein 2 x 8-12 Wiederholungen

Variation

Eine weitere instabile Unterlage auch unter das hintere Bein positionieren. Die Übung mit Kurzhanteln oder Langhantel durchführen. Den Ausfallschritt seitwärts ausführen.

Sensomotorisch akzentuiertes Krafttraining

Anleitung 96

Ausfallschritt rückwärts
Einen weiten Schritt nach hinten auf eine instabile Unterlage durchführen. Dabei das Körpergewicht auf das hintere Bein verlagern.

Hilfsmittel	Umfang
Unterschiedliche instabile Unterlagen.	Pro Bein 2 x 6-8 Wiederholungen

Variation

Instabile Unterlage unter dem vorderen Bein positionieren.
Mit Kurzhanteln oder Langhantel durchführen.

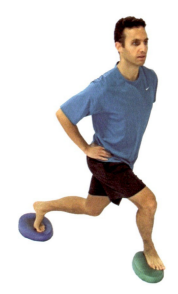

Anleitung 97

Schnell wechselnder Ausfallschritt
Schrittwechselsprünge auf unterschiedlichen instabilen Unterlagen.

Hilfsmittel	Umfang
Unterschiedliche instabile Unterlagen.	3 x 8-12 Wiederholungen

Variation

Beide Beine landen auf einer instabilen Unterlage.

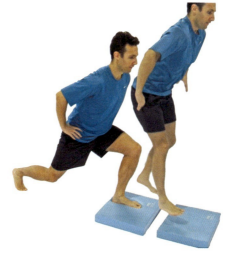

Anleitung 98

Ausfallschritt im Sling-Trainer®
Mit dem vorderen Bein in die Schlaufe des Sling-Trainers® treten und einen Ausfallschritt ausführen.

Hilfsmittel	Umfang
Sling-Trainer®	Pro Bein 2 x 6-8 Wiederholungen

Variation

Instabile Unterlage auch unter dem hinteren Bein positionieren.
Die Übung mit Kurzhanteln durchführen.

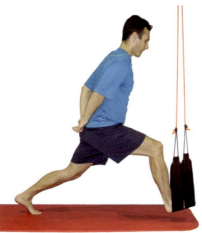

Sensomotorisch akzentuiertes Krafttraining

Das SAK-Training
„Seilzug und Gummiband"

Das **Seilzuggerät** kann durch verschiedene **Gummibänder** (Thera-Band®, Tubes, Deuserband®) ersetzt werden. Im nachfolgenden Text werden diese Trainingsgeräte unter dem Sammelbegriff „Gummibänder" zusammengefasst.

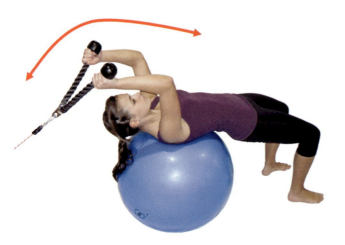

99) Anleitung

Trizepsdrücken auf dem Pezzi-Ball

Aus der Rückenlage auf einem Pezzi-Ball (nur der Schulterbereich liegt auf, Kniewinkel 90 Grad) werden die Arme gegen den Widerstand des Seilzuggerätes nach vorne geführt.

Hilfsmittel	Umfang
Pezzi-Ball und Seilzuggerät	3 x 8-12 Wiederholungen

Variation	
Die Übung mit einer SZ-Hantelstange durchführen. Unterschiedliche instabile Unterlagen unter die Füße stellen. Ein Bein vom Boden abheben.	

Anleitung (100)

Trizeps-Kickback

Mit einer Hand und einem Knie auf dem Pezzi-Ball abstützen, den Rumpf stabilisieren und das fixierte Gummiband mit der freien Hand möglichst weit nach hinten führen.

Hilfsmittel	Umfang
Pezzi-Ball und Gummiband	3 x 8-12 Wiederholungen

Variation	
Die Übung mit einer Kurzhantel durchführen. Die Übung mit einem XCO-Trainer® durchführen.	

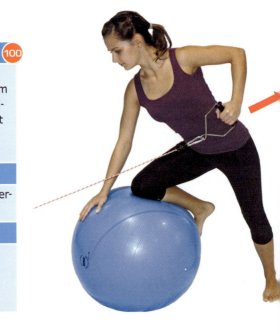

Sensomotorisch akzentuiertes Krafttraining

Anleitung 101

Reverse Flies im Stand mit dem Gummiband

Eine doppelte Armlänge von der Sprossenwand entfernt stehen, die Arme 90 Grad vom Körper abspreizen und das Gummiband hinter den Körper ziehen.

Hilfsmittel	Umfang
Gummiband und unterschiedliche instabile Unterlagen	3 x 10–12 Wiederholungen

Variation

Unterschiedliche instabile Unterlagen verwenden. Übung einbeinig durchführen.

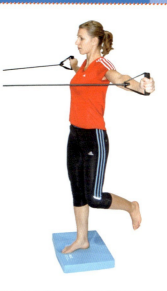

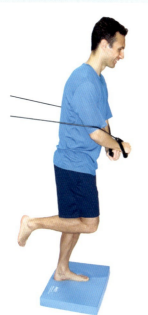

102 Anleitung

Gummiband über Kreuz ziehen

Einbeinig mit Oberkörpervorlage auf einer instabilen Unterlage stehen und die Arme innenrotiert gegen den Widerstand von zwei fixierten Gummibändern nach vorne vor dem Körper zusammenführen.

Hilfsmittel	Umfang
Seilzuggerät und Gummibänder	3 x 10–12 Wiederholungen

Variation

Mit zwei Seilzügen beidbeinig auf unterschiedlichen instabilen Unterlagen trainieren.

Anleitung 103

Taucharmzug auf dem Pezzi-Ball

Aus der Bauchlage auf dem Pezzi-Ball ziehen die Arme aus der gestreckten Position das Gummiband bis zum Rumpf. Dabei sollte das Gummiband immer gespannt bleiben.

Hilfsmittel	Umfang
Gummiband und Pezzi-Ball	3 x 10–12 Wiederholungen

Variation

Unterschiedliche instabile Unterlagen unter die Füße legen.

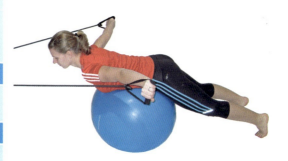

Sensomotorisch akzentuiertes Krafttraining

Übungen am **Seilzuggerät** ermöglichen den Einsatz fein abgestufter Zusatzlasten.

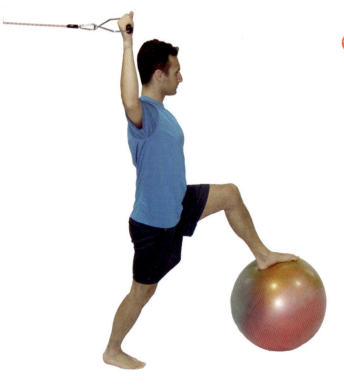

104 Anleitung

Schlagwurfzug geradlinig
Im Ausfallschritt wird ein geradliniger Schlagwurf gegen Zugbelastung ausgeführt.

Hilfsmittel	Umfang
Seilzuggerät und Gummiband	3 x 8–12 Wiederholungen

Variation
Stand- und Spielbein auf unterschiedlichen instabilen Unterlagen stellen. Die Schlagwurfbewegung mit Rumpfrotation durchführen.

Anleitung 105

Rotationszug diagonal aufwärts
Im Ausfallschritt Rotationszug beidarmig diagonal von der Kniespitze in die komplette Arm- und Körperstreckung über Kopfhöhe ziehen.

Hilfsmittel	Umfang
Seilzuggerät und Gummiband	3 x 8–12 Wiederholungen

Variation
Unterschiedliche instabile Unterlagen nutzen.

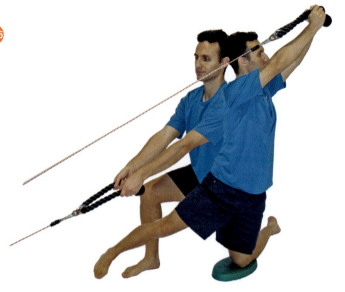

Sensomotorisch akzentuiertes Krafttraining

Anleitung

Einarmstrecken diagonal aufwärts

Im aufrechten Stand Seilzug mit fixiertem Rumpf einarmig diagonal von der Hüfte in die Armstreckung über Kopfhöhe ziehen.

Hilfsmittel	Umfang
Seilzuggerät und Gummiband	3 x 8–12 Wiederholungen

Variation

Unterschiedliche instabile Unterlagen nutzen.
Auf dem Pezzi-Ball knien oder sitzen.
Die Übung mit Rotation im Rumpf durchführen.
Die Übung mit einem beidarmigen Zug diagonal aufwärts ausführen.

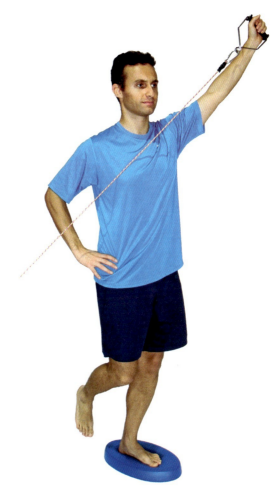

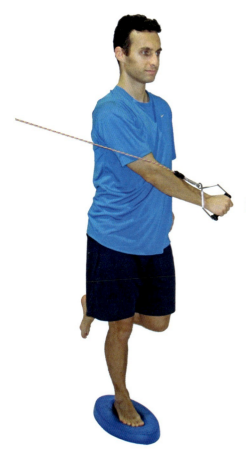

Anleitung

Diagonaler Zug nach unten (einarmig)

Der Seilzug wird mit einer Hand von oben diagonal nach unten gezogen.

Hilfsmittel	Umfang
Unterschiedliche instabile Unterlagen.	Pro Seite 3 x 8–12 Wiederholungen

Variation

Auf einem Pezzi-Ball knien oder sitzen.
Die Bewegung mit einer Rumpfrotation durchführen.

Sensomotorisch akzentuiertes Krafttraining

Anleitung 108

Beidarmiger Rotationszug diagonal aufwärts

Bei aufgerichtetem Oberkörper Seilzug mit Rumpfrotation diagonal zur Brust ziehen und mit beiden Armen kontinuierlich in die Armstreckung über Schulterhöhe bringen.

Hilfsmittel	Umfang
Seilzuggerät und Gummiband	3 x 8–12 Wiederholungen

Variation

Unterschiedliche instabile Unterlagen nutzen.

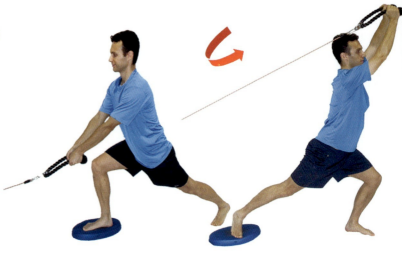

Anleitung 109

Beidarmiger Rotationszug diagonal abwärts

Bei aufgerichtetem Oberkörper Seilzug mit Rumpfrotation zur Brust ziehen und mit beiden Armen kontinuierlich in die Armstreckung zur diagonalen Kniespitze ziehen.

Hilfsmittel	Umfang
Seilzuggerät und Gummiband	3 x 8–12 Wiederholungen

Variation

Unterschiedliche instabile Unterlagen nutzen.

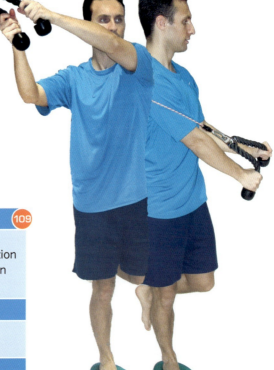

Sensomotorisch akzentuiertes Krafttraining

Anleitung (110)

Oberkörperrotation am Seilzuggerät

Der Körper steht seitlich zum Übungsgerät, während die Arme nach unten zur gegenüberliegenden Körperseite ziehen. Der Oberkörper rotiert dabei vom Seilzuggerät weg.

Hilfsmittel	Umfang
Seilzuggerät und Gummiband	Pro Seite 3 x 10–12 Wiederholungen

Variation

Auf einem Pezzi-Ball knien.
Die Übung ist auch mit einem Gummiband durchzuführen.
Einbeinig üben.
Auf unterschiedlichen instabilen Unterlagen trainieren.

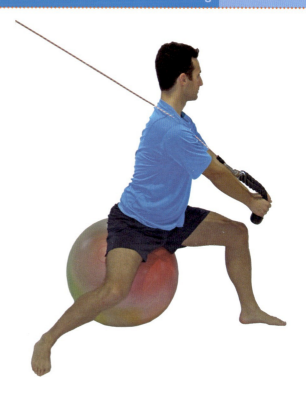

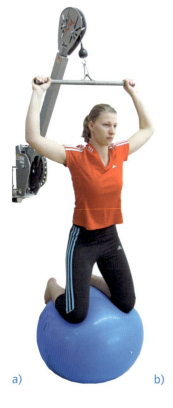

a)

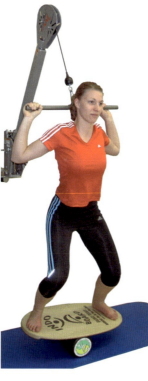

b)

(111) Anleitung

Lat ziehen

Auf einer instabilen Unterlage die Zusatzlast des Seilzuges mit beiden Armen hinter den Kopf ziehen.

Hilfsmittel	Umfang
Seilzuggerät, Gummiband und instabile Unterlage	3 x 8–12 Wiederholungen

Variation

Auf einem Pezzi-Ball knien.
Auf instabilen Unterlagen stehen.

Sensomotorisch akzentuiertes Krafttraining

Anleitung 112

Arm-Seitheben

Ein Gummiband unter dem Standbein befestigen sodass die Arme fast gestreckt bleiben. Nun die Arme mit den Daumen nach unten zeigend über die waagrechte nach oben ziehen. Dabei bleibt das Gummiband immer gespannt.

Hilfsmittel	Umfang
Gummiband und instabile Unterlage	3 x 8–12 Wiederholungen

Variation
Mit Kurzhanteln üben. Die Übung auf dem Pezzi-Ball kniend ausführen. Thera-Band überkreuzen und maximal nach oben ziehen.

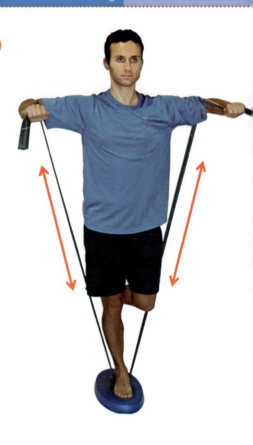

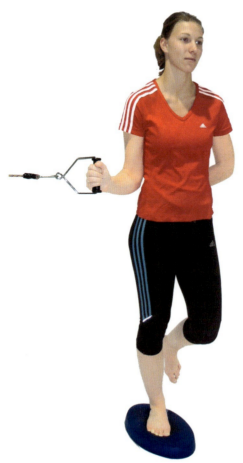

113 Anleitung

Innenrotatoren

Auf einer instabilen Unterlage seitlich zum Seilzuggerät stehen. Unter Ganzkörperspannung den Oberarm am Körper fixieren und im Ellbogengelenk 90 Grad abwinkeln. Nun die Zusatzlast mit fixiertem Handgelenk zum Oberkörper ziehen.

Hilfsmittel	Umfang
Seilzuggerät und instabile Unterlage	Pro Arm 2 x 8–12 Wiederholungen

Variation
Die Übung im Stehen auf unterschiedlichen instabilen Unterlagen trainieren.

Sensomotorisch akzentuiertes Krafttraining

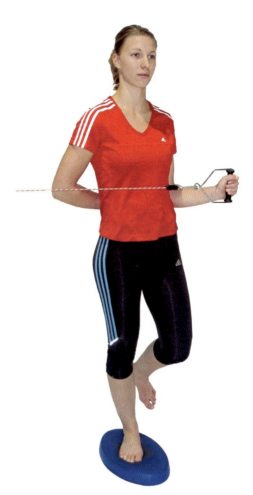

Anleitung

Außenrotatoren

Auf einer instabilen Unterlage seitlich zum Seilzuggerät stehen. Unter Ganzkörperspannung den Oberarm am Körper fixieren und im Ellbogengelenk 90 Grad abwinkeln. Nun die Zusatzlast mit fixiertem Handgelenk nach außen ziehen.

Hilfsmittel	Umfang
Seilzuggerät und Pezzi-Ball	Pro Arm 2 x 8–12 Wiederholungen

Variation

Die Übung im Stehen auf instabilen Unterlagen trainieren.

115 Anleitung

Einarmiger Rotationszug diagonal aufwärts

Bei aufgerichtetem Oberkörper Seilzug mit Rumpfrotation diagonal aufwärts zur Hüfte ziehen („Rasenmäher starten")

Hilfsmittel	Umfang
Seilzuggerät und Gummiband	3 x 8–12 Wiederholungen

Variation

Unterschiedliche instabile Unterlagen nutzen.

Sensomotorisch akzentuiertes Krafttraining

a) b)

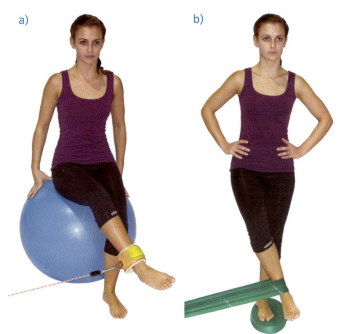

116) Anleitung

Bein heranziehen
Seitlich zum Seilzug auf einem Pezzi-Ball sitzen. Unter Ganzkörperspannung das Fußgelenk über eine Manschette mit dem Seilzuggerät verbinden und das Spielbein unter Beibehaltung der Körperposition vor dem Standbein kreuzen.

Hilfsmittel	Umfang
Pezzi-Ball und Seilzug	Pro Bein 2 x 8-12 Wiederholungen

Variation
Die Übung im Stehen auf instabiler Unterlage trainieren (Kniegelenke und das Hüftgelenk sind leicht gebeugt).

Anleitung (117)

Bein abspreizen
Seitlich zum Seilzug auf einem Pezzi-Ball sitzen. Unter Ganzkörperspannung das Fußgelenk gegen den Widerstand des Gummibandes nach außen abspreizen und zum Standbein unter Beibehaltung der Körperposition wieder zurückführen.

Hilfsmittel	Umfang
Pezzi-Ball und Gummiband	Pro Bein 2 x 8-12 Wiederholungen

Variation
Im Stehen auf instabiler Unterlage trainieren. Mit Seilzuggerät trainieren.

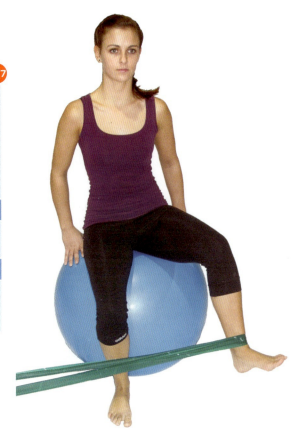

Sensomotorisch akzentuiertes Krafttraining

Anleitung 118

Fußballkick

Auf einer instabilen Unterlage mit dem Rücken zum Seilzuggerät stehen und das Spielbein über eine Fußmanschette mit der Zusatzlast verbinden. Nun den Oberkörper leicht nach vorne verlagern und das Spielbein im Kniegelenk strecken.

Hilfsmittel	Umfang
Seilzuggerät und instabile Unterlagen	Pro Bein 2 x 8–12 Wiederholungen

Variation

Das Knie des Spielbeins anwinkeln und nach oben heben.

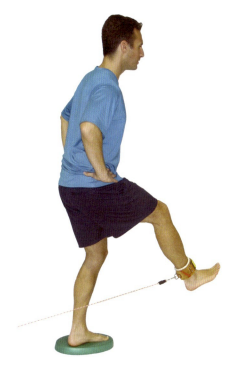

Anleitung 119

Bein rückführen

Auf einer instabilen Unterlage mit der Körperfront zum Seilzuggerät stehen und das Spielbein über eine Fußmanschette mit der Zusatzlast verbinden. Nun bei aufrechter und stabilisierter Körperhaltung das Spielbein gegen die Last nach hinten führen.

Hilfsmittel	Umfang
Seilzug und instabile Unterlagen	Pro Bein 2 x 8–12 Wiederholungen

Variation

Auf unterschiedlichen instabilen Unterlagen trainieren.

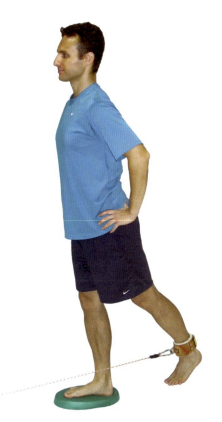

Sensomotorisch akzentuiertes Krafttraining

Das SAK-Slingtraining

Die nachfolgenden Übungsformen werden ohne Zusatzlasten lediglich mit dem eigenen **Körpergewicht** durchgeführt. Über eine Veränderung der Hebelverhältnisse und damit des Lastarmes werden die Belastungen variiert. Das Training in der Instabilität wird durch den Einsatz des *Sling-Trainers®* oder des *Pezzi-Balls* gewährleistet.

Übungsformen mit dem eigenen Körpergewicht und dem Einsatz des Sling-Trainers®

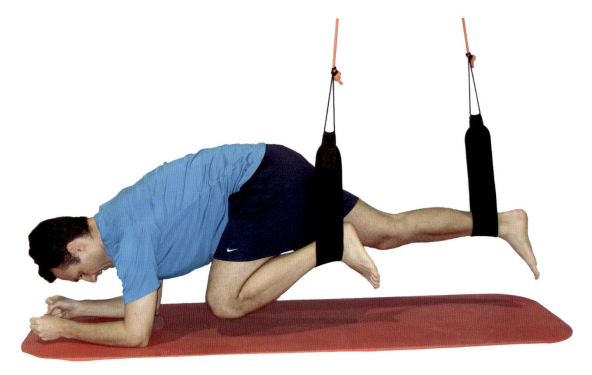

120 Anleitung

Unterarmstütz

Die Unterschenkel sind in den Schlaufen des Sling-Trainers® fixiert. Nun wird der Körper im Unterarmstütz vom Boden abgehoben, sodass er eine gerade Linie bildet.

Hilfsmittel	Umfang
Sling-Trainer®	3 x 10–20 Sekunden

Variation

Arme auf unterschiedliche instabile Unterlagen legen und den Körper nach vorne und hinten verschieben. Nur ein Bein in der Schlaufe fixieren.

Anleitung 121

Seitlicher Unterarmstütz 1

Das untere Bein in der Schlaufe des Sling-Trainers® fixieren, das Becken vom Boden abheben und das Spielbein gestreckt nach oben führen und statisch halten.

Hilfsmittel	Umfang
Sling-Trainer®	Pro Seite 2 x 10–20 Sekunden

Variation

Instabile Unterlage unter dem Stützarm positionieren.
Oberes Bein dynamisches heben und senken.
Das oberes Bein nach vorne und hinten strecken.

122 Anleitung

Seitlicher Unterarmstütz 2

Das obere Bein in der Schlaufe des Sling-Trainers® fixieren, das Becken vom Boden abheben und das freie untere Bein nach vorne und hinten strecken.

Hilfsmittel	Umfang
Sling-Trainer®	Pro Seite 2 x 10–20 Sekunden

Variation

Instabile Unterlage unter dem Stützarm positionieren.
Das untere Bein nach vorne und hinten strecken.

Sensomotorisch akzentuiertes Krafttraining

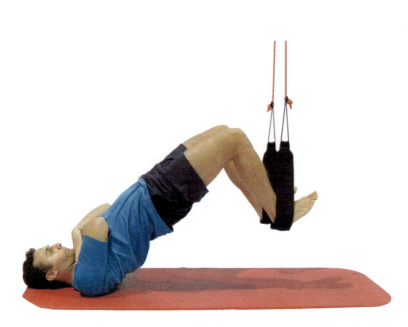

123) Anleitung

Brücke mit Fersenzug

In der Rückenlage die Fersen in den Schlaufen des Sling-Trainers® fixieren. Das Becken vom Boden abheben und die Fersen zum Gesäß ziehen. Dabei sollte der Körper von der Kniespitze bis zur Schulterachse eine Linie bilden.

Hilfsmittel	Umfang
Sling-Trainer®	3 x 6–8 Wiederholungen

Variation

Die Knie nach außen führen.
Nur ein Bein in der Schlaufe fixieren.
Den Schultergürtel auf eine instabile Unterlage legen.

Anleitung 124

Einbeinige Rotations-Brücke

In der Rückenlage ein Bein in der Schlaufe des Sling-Trainers® fixieren und das Becken vom Boden abheben. Das freie Bein nach oben strecken und gestreckt nach links und rechts führen.

Hilfsmittel	Umfang
Sling-Trainer®	Pro Bein 2 x 6–8 Wiederholungen

Variation

Den Schulterbereich auf unterschiedliche instabile Unterlagen legen.

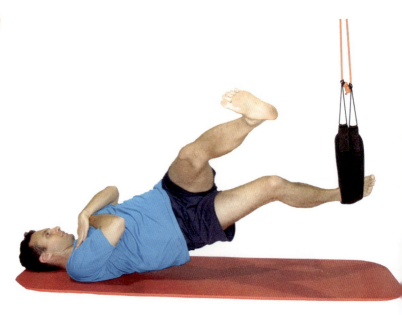

Sensomotorisch akzentuiertes Krafttraining

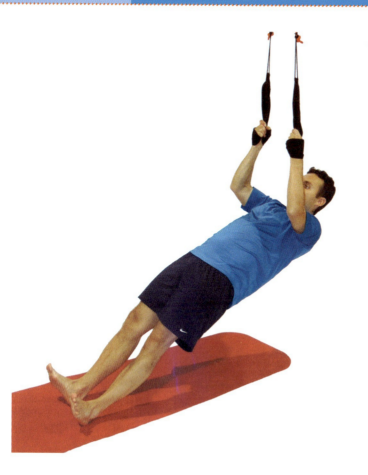

125) Anleitung

Hochziehen

In Rückenlage fassen die Hände in die Schlaufen des Sling-Trainers® und ziehen den Körper unter Ganzkörperspannung nach oben.

Hilfsmittel	Umfang
Sling-Trainer®	3 x 6-8 Wiederholungen

Variation

Ein Bein anheben.
Füße liegen auf einem Pezzi-Ball.
Nur ein Arm zieht den Körper hoch.

Anleitung (126)

Butterfly rücklings

In der Rückenlage die Oberarme in den Schlaufen des Sling-Trainers® fixieren und das Becken anheben. Die Arme werden unter Ganzkörperspannung nach hinten geführt.

Hilfsmittel	Umfang
Sling-Trainer®	3 x 10-15 Sekunden

Variation

Die Füße liegen auf einem Pezzi-Ball.

Sensomotorisch akzentuiertes Krafttraining

Anleitung (127)

Butterfly vorlings

Während die Unterarme in den Schlaufen des Sling-Trainers® fixiert sind, lehnt sich der Körper unter Ganzkörperspannung nach vorn. Die Arme werden langsam zur Seite und wieder zurück geführt.

Hilfsmittel	Umfang
Sling-Trainer®	3 x 8–12 Wiederholungen

Variation

Mit unterschiedlichen instabilen Unterlagen unter den Füßen trainieren.
Ein Bein abheben, dabei nicht in der Hüfte ausweichen.

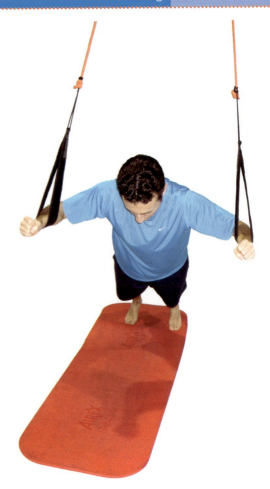

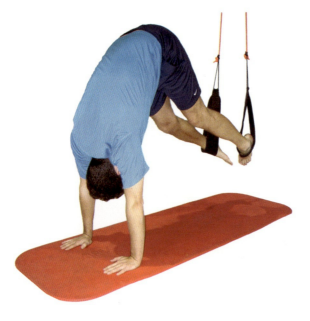

(128) Anleitung

Halber Handstand

In die Liegestützposition gehen und dabei die Füße in den Schlaufen des Sling-Trainers® fixieren. Die Hüfte nach oben ziehen und wieder absenken.

Hilfsmittel	Umfang
Sling-Trainer®	2 x 10–15 Sekunden

Variation

Nur ein Bein in der Schlaufe fixieren.

Sensomotorisch akzentuiertes Krafttraining

Anleitung (129)

Schräg hochziehen

In der gestreckten seitlichen Körperposition greift eine Hand in die Schlaufes des Sling-Trainers® und zieht sich nach oben, sodass der Körper rotiert.

Hilfsmittel	Umfang
Sling-Trainer®	Pro Seite und 2 x 8–12 Wiederholungen

Variation

Unterschiedliche instabile Unterlagen unter die Füße stellen.
Ein Bein abheben, dabei nicht in der Hüfte ausweichen.

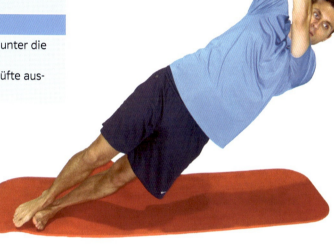

Anleitung (130)

Liegestütz im Sling-Trainer® 1

Die Hände in der Liegestützposition in den Schlaufen des Sling-Trainers® fixieren. Die Füße auf unterschiedlichen instabilen Unterlagen abstützen.

Hilfsmittel	Umfang
Sling-Trainer® und unterschiedliche instabile Unterlagen	3 x 8–12 Wiederholungen

Variation

Mit nur einem Bein auf der instabilen Unterlage abstützen, das andere Bein wird in gleicher Höhe daneben gehalten.

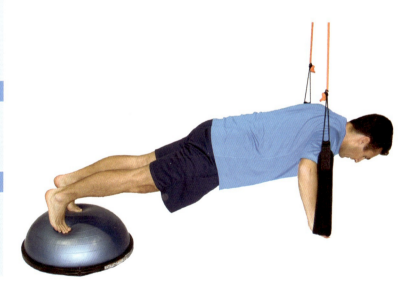

Sensomotorisch akzentuiertes Krafttraining

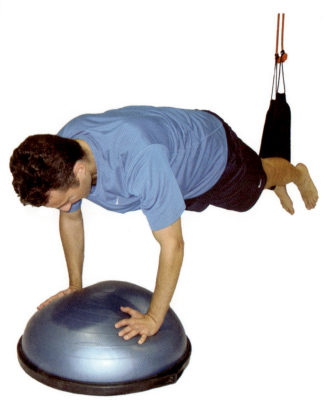

131 Anleitung

Liegestütz im Sling-Trainer® 2

Die Hände auf unterschiedlichen instabilen Unterlagen abstützen, während die Füße in den Schlaufen des Sling-Trainers® fixiert sind.

Hilfsmittel	Umfang
Sling-Trainer® und unterschiedliche instabile Unterlagen	3 x 8–12 Wiederholungen

Variation

Mit nur einem Bein in der Schlaufe, das andere Bein wird in gleicher Höhe daneben gehalten.

Anleitung 132

Vierfüßlerstand

Unterschenkel in den Schlaufen des Sling-Trainers® fixieren. Ein Bein und den seitenungleichen Arm abheben.

Hilfsmittel	Umfang
Sling-Trainer®	Pro Seite 2 x 10–15 Sekunden

Variation

Die Hände stützen auf unterschiedlichen instabilen Unterlagen ab.

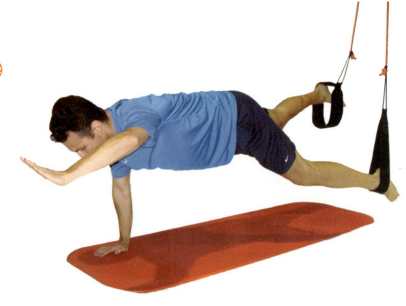

Sensomotorisch akzentuiertes Krafttraining

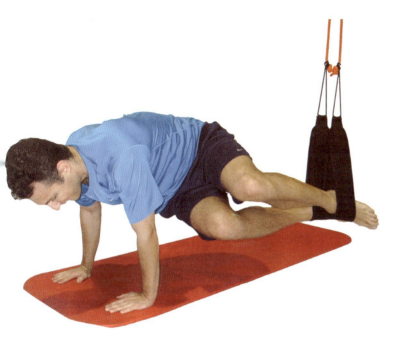

133 Anleitung

Beine seitlich anziehen
Die Unterschenkel sind in den Schlaufen des Sling-Trainers® fixiert. Aus dieser Position werden die Knie zur Seite in Richtung Rumpf angezogen.

Hilfsmittel	Umfang
Sling-Trainer®	Im Wechsel links und rechts 3 x 8–12 Wiederholungen

Variation
Auf unterschiedlichen instabilen Unterlagen abstützen. Nur ein Bein in der Schlaufe fixieren.

Anleitung 134

Dips
In leichter Körperrücklage greifen die Hände in die Schlaufen des Sling-Trainers® und die Arme drücken sich bis in die Armstreckung hinein.

Hilfsmittel	Umfang
Sling-Trainer®	3 x 8–12 Wiederholungen

Variation
Die Unterschenkel liegen auf dem Pezzi-Ball.

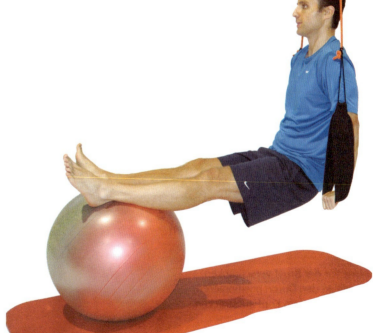

Sensomotorisch akzentuiertes Krafttraining

Das SAK-Pezzi-Ball-Training

Übungen mit dem eigenen Körpergewicht und dem Einsatz des Pezzi-Balls

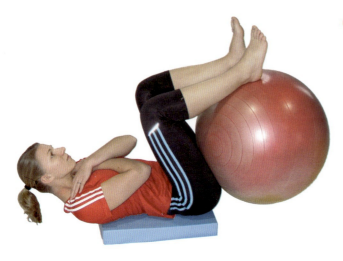

135 Anleitung

Chrunch mit Pezzi-Ball abheben
In der Rückenlage den Pezzi-Ball zwischen Fersen und Po einklemmen. Jetzt die Knie mit dem eingeklemmten Pezzi-Ball zur Brust und wieder zurück führen, ohne den Ball abzusetzen.

Hilfsmittel	Umfang
Pezzi-Ball	3 x 12–20 Wiederholungen

Variation

Schulterblätter heben zusätzlich vom Boden ab.
Arme vor der Brust verschränken.
Hände an den Ohren positionieren.
Arme hinter dem Kopf ausstrecken.

Anleitung 136

Chrunch auf dem Pezzi-Ball
Mit dem unteren Rücken auf dem Ball liegen, während die Unterschenkel rechtwinklig zum Oberschenkel am Boden abstützen. Jetzt den Oberkörper bis zur Maximalkontraktion der Bauchmuskulatur aufrichten, kurz die Spannung halten und wieder absetzen. Der Blick ist senkrecht nach oben gerichtet.

Hilfsmittel	Umfang
Pezzi-Ball	3 x 12–20 Wiederholungen

Variation

Arme vor der Brust verschränken.
Hände an den Ohren positionieren.
Arme hinter dem Kopf ausstrecken.

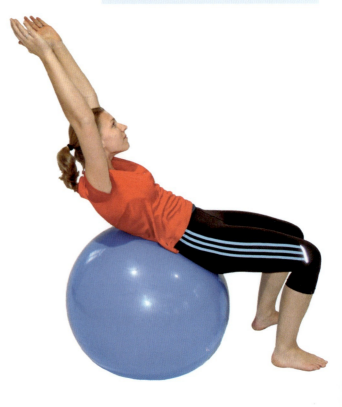

Sensomotorisch akzentuiertes Krafttraining

Anleitung

Gummiband Crunch

Ein Gummiband unten in einer Sprossenwand einhängen. Die Hände halten jeweils ein Ende des Gummibandes und verschränken sich vor dem sich aufrichtenden Oberkörper. Das Gummiband sollte dabei immer unter Spannung gehalten werden.

Hilfsmittel	Umfang
Pezzi-Ball und Gummiband	3 x 12–20 Wiederholungen

Variation

Kleine Endkontraktionen in der maximalen Crunchposition durchführen.

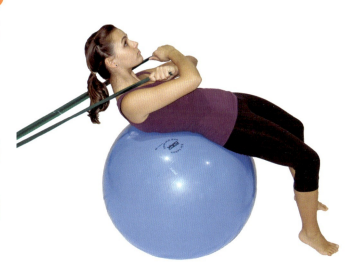

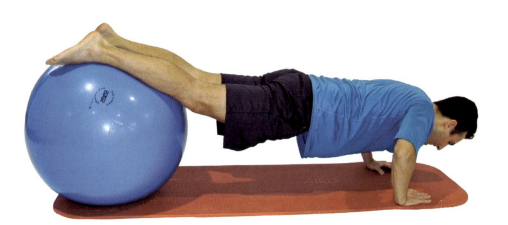

Anleitung

Liegestütz über dem Pezzi-Ball

Mit den Beinen auf dem Pezzi-Ball liegen und unter Ganzkörperspannung Liegestütz durchführen.

Hilfsmittel	Umfang
Pezzi-Ball	3 x 8–12 Wiederholungen

Variation

Den Pezzi-Ball weiter zu den Füßen schieben.
Unterschiedliche instabile Unterlagen unter die Hände stellen.

Sensomotorisch akzentuiertes Krafttraining

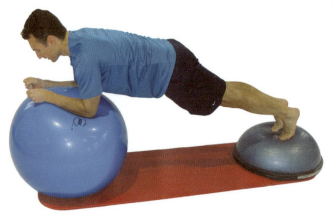

139) Anleitung

Unterarmstütz.
Die Unterarme stützen auf den Pezzi-Ball, während die Füße möglichst eng zusammen auf dem Boden oder auf einer instabilen Unterlage stehen.

Hilfsmittel	Umfang
Pezzi-Ball	3 x 15–20 Sekunden

Variation

Unterschiedliche instabile Unterlagen unter die Füße stellen.
Jeweils bei der Übungsausführung ein Bein abheben.

Anleitung (140)

Liegestütz mit explosivem Abheben.
Eine explosive Liegestützstreckung durchführen, sodass beide Hände zusammenklatschen können.

Hilfsmittel	Umfang
Pezzi-Ball	3 x 6–10 Wiederholungen

Variation

Diese Übung ist auch umgekehrt, mit den Beinen auf dem Pezzi-Ball abstützend, durchführbar.

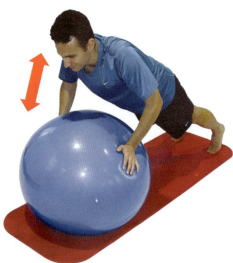

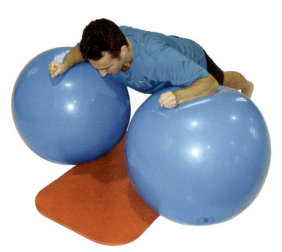

141) Anleitung

Butterfly auf zwei Pezzi-Bällen
Mit den Unterarmen auf jeweils einem Pezzi-Ball in den Unterarmstütz gehen und langsam die Unterarme nach außen und wieder zurück führen.

Hilfsmittel	Umfang
Pezzi-Ball	3 x 6–10 Wiederholungen

Variation

Unterschiedliche instabile Unterlagen unter die Füße stellen.

Sensomotorisch akzentuiertes Krafttraining

Das SAK-Schnellkrafttraining
Bei den nachfolgenden Übungsformen wird das **Körpergewicht** in Sinne eines Schnellkraftausdauertrainings eingesetzt.

Anleitung

Stampfender Peter
Auf dem Bosu®-Ball in die Abfahrtshocke absenken und hochfrequente Belastungswechsel von einem Fuß auf den anderen durchführen, wobei die Füße nicht abheben sollen.

Hilfsmittel	Umfang
Bosu®-Ball	*Beginner:* Aero-Step®, 2 x 5–8 Sekunden. *Fortgeschrittene:* Bosu®-Ball, 2 x 8–15 Sekunden. *Spezialisten:* Indo-Board®, 3 x 20–30 Sekunden.

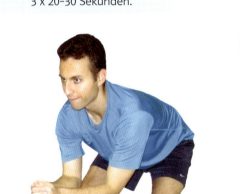

Anleitung

Abfahrtshocke
Auf dem Mini-Trampolin in der Abfahrtshocke hochfrequente Impulse beider Beine durchführen, wobei die Füße nicht abheben sollen.

Hilfsmittel	Umfang
Kleines Trampolin	*Beginner:* 20 Sekunden. *Fortgeschrittene:* 30 Sekunden. *Spezialisten:* 60 Sekunden.

Sensomotorisch akzentuiertes Krafttraining

Anleitung

144

Sprinten gegen Widerstand
Die Schultern in den Schlaufen des Sling-Trainers® fixieren und den Oberkörper stark vorlehnen. Jetzt so schnell wie möglich auf der Stelle sprinten und die Knie dabei zum Rumpf hoch ziehen.

Hilfsmittel	Umfang
Sling-Trainer®	*Beginner:* 20 Sekunden. *Fortgeschrittene:* 30 Sekunden. *Spezialisten:* 45 Sekunden.

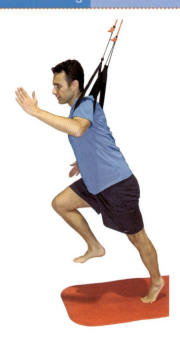

Das SAK-Training an Sequenzgeräten ist, wie eingangs bereits ausgeführt, nur eingeschränkt möglich, da die Gerätekonstruktionen der konventionellen Kraftmaschinen das Training mehrgelenkiger Muskelschlingen verhindert. Fixierte Sitzpositionen, die z.T. durch höhenverstellbare Polster den Körper in einer bestimmten Übungsposition stabilisieren, sorgen dafür, dass eine vorgesehene Körperposition geräteunterstützt gehalten wird. Damit wird jedoch gleichzeitig verhindert, dass die körpereigenen Stabilisatoren (Segmentale Muskulatur) nur wenig zu leisten haben. Die isolierte Kräftigung eines Muskels wird ermöglicht, die Interaktion der Muskelgruppen untereinander (kinästhetische Muskelfunktionsketten) dabei jedoch vernachlässigt.

Lediglich die Übung „Beinpresse" kann im Sinne eines SAK-Trainings so variiert werden, dass eine gewisse Instabilität entsteht und die körpereigenen Stabilisatoren aktiv werden. Daher wird im Folgenden nur eine Übung dargestellt, die den Bedingungen eines SAK-Trainings entspricht.

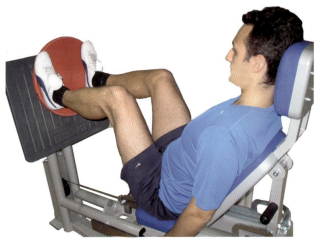

145 Anleitung

Beinpresse auf instabilen Unterlagen
Instabile Unterlagen werden auf die Stoßplattform der Beinpresse gelegt.

Hilfsmittel	Umfang
Unterschiedliche instabile Unterlagen (z.B. Airex®-Balance-Pad, Ballkissen, Therapiekreisel etc.)	3 x 8–12 Wiederholungen

Variation
Es ist darauf zu achten, dass die Beinstellung knieachsengerecht aufrecht erhalten wird. Werden kleine Unterlagen verwendet, sollte jeder Fuß auf einer separaten Unterlage stehen.

Trainingsbeispiele

Um eine konkrete Umsetzung der dargestellten Übungsformen in die jeweilige Sportdisziplin zu ermöglichen, werden exemplarisch einige Trainingsbeispiele aufgezeigt. Die ausgesuchten Trainingsbeispiele orientieren sich einerseits an dem sportlichen Beginner ohne sportliche Vorerfahrung bzw. an dem wenig geübten Quereinsteiger nach einer längeren Trainingsunterbrechung. Auf der anderen Seite sollen sportartspezifische Trainingsbeispiele eines Individualsportlers (ambitionierter Läufer), eines zweikampforientierten Ballsportlers und eines Rückschlagspielsportlers die Spezifika des SAK-Trainings der jeweiligen Sportart aufzeigen. Bevor auf die jeweiligen Trainingsbeispiele eingegangen wird, sollen einige grundlegende Prinzipien bei der Erstellung eines individuellen Trainingsplans beschrieben werden.

8.1. Zusammenstellung des persönlichen Trainingsplans

Damit ein persönlicher Trainingsplan den Anforderungen eines durchdachten und strukturierten Trainings entspricht, müssen einige wichtige Trainingsprinzipien berücksichtigt werden.

Trainingsprinzipien

Das SAK-Training orientiert sich wie jedes andere sportliche Training an übergeordneten Anweisungen zum Handeln, die in der sportwissenschaftlichen Literatur als Trainingsprinzipien bezeichnet werden. Sie müssen als allgemeine Orientierungsgrundlage verstanden werden und beziehen sich weniger auf konkrete Operationen als vielmehr auf wesentliche Grundzüge von Handlungsklassen, die die verschiedenen Instanzen des Handelns wie Trainingsplanung,

-vollzug, -kontrolle und die Trainingsauswertung mit einbeziehen.

Auf der einen Seite können Trainingsprinzipien nach MARTIN et al. (2001) *Normvorgaben* sein (z.B. „Prinzip der Gesunderhaltung und Gesundheitssicherung"), zum anderen werden sie als *Handlungs-Hypothesen* verstanden, die aus trainingswissenschaftlichen Gesetzen bzw. trainingspraktischen Erfahrungen abgeleitet sind. Diese aus Gesetzen bzw. Erfahrungen abgeleiteten Trainingsprinzipien erfahren ihre Zweckmäßigkeit aus dem Grad ihrer Effektivität in der Trainingspraxis und können daher nicht nach dem Prinzip „richtig" oder „falsch", sondern nach „mehr oder weniger effektiv" eingeordnet werden. Die nachfolgenden Ausführungen orientieren sich an der Systematisierung der Trainingsprinzipien von MARTIN et al. (2001). Hier werden drei Klassen von Trainingsprinzipien unterschieden:

- Allgemeine pädagogische Prinzipien, die über das Trainingshandeln hinausgehen
- Prinzipien des Trainingsaufbaus und der Trainingsorganisation
- Prinzipien der inhaltlich-methodischen Gestaltung des Trainings

Im Folgenden werden diese Prinzipien entsprechend der vorgegebenen Unterteilung beschrieben und mit Beispielen verdeutlicht.

Pädagogische Prinzipien zum Training

- *Prinzip der Bewusstheit des Trainingshandelns*

Dem trainierenden Sportler müssen jederzeit die Notwendigkeit des Handelns im Training und ihre Kontextbedingungen (sensomotorische Basisübungen, sensomotorisch akzentuiertes Krafttraining) bewusst sein.

- *Prinzip der Gesundheitserhaltung und Gesundheitssicherung*

Sowohl Trainingsübungen als auch sportartspezifische Handlungsentscheidungen sind so zu wählen, dass sie keine Gefahr für die Gesundheit des Trainierenden nach sich ziehen.

- *Prinzip der Entwicklungsgemäßheit des Handelns*

Das SAK-Training muss dem physiologischen und psychischen Entwicklungsstand des Trainierenden entsprechen (Kindertraining/ Erwachsenentraining; Training des Beginners/Fortgeschrittenen/Spezialisten).

- *Prinzip der Selbstverantwortlichkeit des Trainierenden*

Handlungsentscheidungen sollen im Training so angelegt sein, dass beim Trainierenden in zunehmendem Maße Eigenverantwortlichkeit gefördert wird und er in der Lage ist, die Notwendigkeit eines gesundheitsorientierten Trainings im Sinne eines präventiven wie leistungsoptimierenden Trainings zu begreifen und Eigenverantwortung für die eigene psycho-physische Leistungsfähigkeit zu übernehmen.

Prinzipien zum Trainingsaufbau und zur Trainingsorganisation

- *Prinzip der Abstimmung der Trainingsentscheidungen*

Trainingsentscheidungen sind immer vor dem Hintergrund einer gewissen Schwerpunktsetzung im Training zu sehen. Neben der methodisch-didaktischen Forderung einer sinnvollen Reihung von einleitenden (aufwärmenden), Schwerpunkt setzenden und ausklingenden Übungsformen ist insbesondere die Abfolge von Ausdauer- und Krafttraining zu beachten.

- *Prinzip der Effektivitätsorientierung des Trainingshandelns*

In Abhängigkeit von den vorgegebenen Leistungszielen und dem jeweiligen Ausbildungsniveau müssen die Übungsformen so gewählt werden, dass sie Anpassungserscheinungen provozieren.

Trainingsbeispiele

- *Prinzip der Unterteilung langfristiger Trainingsprozesse in Zwischenstufen*

Ein langfristig angelegter Trainingsprozess sollte in Teilstufen (Beginner, Fortgeschrittene, Spezialisten) aufgegliedert sein.

- *Prinzip der Orientierung an Trainingszielen*

Das SAK-Training sollte für die Trainierenden immer auf attraktive Ziele (nächste Schwierigkeitsstufe, unterschiedliche instabile Unterlagen) ausgerichtet sein.

- *Prinzip der aufeinander abgestimmten allgemeinen und speziellen Leistungsentwicklung.*

In allen Trainingsabschnitten sollten die Trainingsübungen so gewählt werden, dass sich Übungen z.B. des sensomotorischen Basistrainings immer mit speziellen Übungen des sensomotorisch akzentuierten Krafttrainings abwechseln und stets in einem abgestimmten Verhältnis eingesetzt werden.

- *Prinzip der permanenten Steuerung und Regelung des Trainings*

Um ein angestrebtes Leistungsziel in einem vorgesehenen Zeitraum zu erreichen, ist auf der Basis ständiger Vergleiche des momentanen mit dem angestrebten Leistungszustand eine kontinuierliche Anpassung der Trainingsentscheidungen durchzuführen. Dies bedeutet, dass nach Verletzungen oder Krankheit der reduzierte Leistungszustand beachtet werden sollte, ohne dass Intensitäts-, Umfangs- und Schwierigkeitswerte weiter gesteigert werden.

Prinzipien zur inhaltlich-methodischen Gestaltung des Trainings

- *Prinzip der gegenseitigen Bedingtheit von konditionellen, koordinativ-bewegungstechnischen und psychischen Leistungsvoraussetzungen*

Um eine kontinuierliche Verbesserung des angestrebten Leistungszustandes zu erreichen, ist zu beachten, dass sich die Leistungsfähigkeit durch ein SAK-Training mit Zusatzlasten nur dann entscheidend verbessert, wenn eine Abstimmung sich gegenseitig bedingender konditioneller (Kraft, Schnelligkeit), koordinativer (Beherrschen der Grundpositionen der jeweiligen Bewegungen) und psychischer Aspekte (Willenskraft) erfolgt.

- *Prinzip der Komplexität von Trainingswirkungen*

Trainingsentscheidungen müssen berücksichtigen, dass bestimmte Trainingsformen, z.B. die Kniebeuge mit Zusatzlast auf einer instabilen Unterlage, niemals nur auf eine Leistungsbedingung (Kraftfähigkeit) ausgerichtet ist, sondern eine komplexe Wirkung erzielt, wobei neben der Kraftfähigkeit zudem die intra- wie intermuskuläre Koordination, die Bewegungstechnik und die Willenskraft geschult werden.

- *Prinzip der Anpassungsspezifität an spezifische Situationen*

Mit zunehmendem Trainingsalter und Erhöhung der Kraft- bzw. Koordinationsanforderungen müssen Anpassungserscheinungen immer stärker unter Berücksichtigung der sportartspezifischen Bedingungen (z.B. Individualsportart, zweikampforientierte Ballsportart) gesehen und ausgewählt werden.

- *Prinzip der optimalen psychophysischen Aktivierung*

Dies wird vor allem durch eine entsprechende Vorbereitung (im Sinne der Aufwärmung) auf die nachfolgenden Trainingsübungen erreicht. Nur wenn sowohl im physischen (Aufwärmung der Muskulatur) als auch im psychischen Bereich (Aufbau und Stabilisierung eines mittleren Erregungsniveaus) eine optimale Aktivierung erreicht wird, sind optimale Trainingsanpassungen zu erwarten.

- *Prinzip der optimalen Ausführungsqualität von Trainingsübungen*

Die Ausführungsgüte einer Bewegung unter Berücksichtigung unterschiedlicher Gleichgewichtsbedingungen, prägt in entschei-

Trainingsbeispiele

dendem Maße das Beherrschen dieser Kraftanforderung in der Instabilität. Daher ist die Qualität einer Bewegungsausführung in allen Bereichen der Quantität vorzuziehen.

- *Prinzip der ansteigenden Trainingsbelastung*

Eine systematische Erhöhung der Trainingsbelastung ist im Bereich koordinativ anspruchsvoller Krafttrainingsübungen erst dann anzuraten, wenn dies sowohl das Kraft- wie das koordinative Niveau erlauben.

- *Prinzip des kontinuierlichen Trainings*

Trainingsanpassungen können nur dann erfolgen, wenn das Training regelmäßig und kontinuierlich durchgeführt wird. Dabei ist zu berücksichtigen, dass ein Leistungszustand bei Unterbrechung umso schneller zurückgeht, je kurzfristiger er aufgebaut wurde.

Die Trainingsbeispiele für einen individuellen Trainingsplan bilden den sportartspezifischen Bewegungsablauf ab und sollen den Anforderungen der jeweiligen Sportart entsprechen. Sie bauen auf koordinative wie konditionelle Voraussetzungen der Alltagsmotorik auf und können z.B. durch ein sensomotorisches Basistraining entwickelt werden. In den Trainingsbeispielen finden sich die spezifischen Anforderungen der jeweiligen Sportart wieder. Doch sollte sich dies nicht nur in einer bloßen Imitation der jeweiligen Bewegungsstruktur der Sportart zeigen, sondern sollte, vor allem bei muskulären Dysbalancen, kompensierende und daher zum Teil gegenläufige Bewegungsmuster berücksichtigen. Nur so ist gewährleistet, dass mögliche Überlastungsschäden durch einseitige koordinative wie konditionelle Beanspruchungen der jeweiligen Sportart entgegengewirkt wird. Daher wird das sportartspezifische SAK-Training neben der Abbildung der jeweiligen sportartspezifischen Bewegungsstruktur auch bewusst Gegenbewegungen provozieren, um koordinative wie konditionelle Dysbalancen aufzufangen.

SAK-Trainingsübungen im Spannungsfeld zwischen direkter Abbildung der spezifischen Bewegungsstruktur und Kompensation von Dysbalancen.

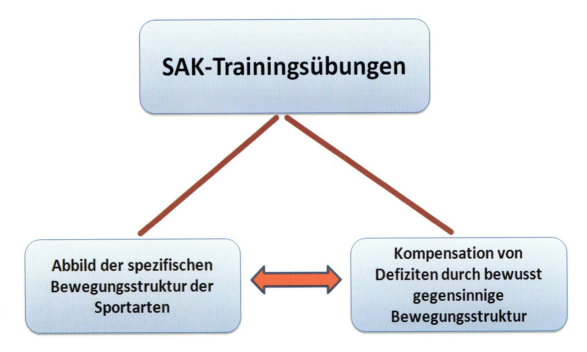

8.2. Trainingsbeispiel für den Beginner

Das Training eines sportlichen Einsteigers sollte, um Überforderungen zu vermeiden, zunächst einfache Übungen zur Gleichgewichtsregulation beinhalten. Erst wenn die instabilen Unterlagen ohne Zusatzbelastung ausbalanciert werden können, sind leichte Zusatzlasten und weitere Trainingsgeräte einzusetzen. Dem SAK-Training geht eine kurze Ganzkörpererwärmung voraus. Dieses Trainingsbeispiel kann als Grundlage für alle weiteren Beispiele angesehen werden. So würde ein Ballsportler bzw. ein ambitionierter Läufer ohne sensomotorische Vorerfahrung zunächst das Training eines Beginners absolvieren und erst danach sportart- bzw. disziplinspezifische Übungsformen trainieren.

Aufwärmen

Zeit	Übung	Ziel
2 Minuten	Das Aufwärmprogramm beginnt mit entspanntem Gehen, verbunden mit wechselseitigem Armkreisen vorwärts und rückwärts.	Langsames Aufwärmen
2 Minuten	Auf Zehnspitzen gehen, die Arme nach oben strecken, die Hände öffnen und schließen.	Gesamtkörpermobilisation
2 Minuten	Weiten Ausfallschritt kurz halten, vorwärts und seitwärts.	Leichtes Dehnen
1 Minute	Arme seitlich ausstrecken, flüssiges Vor- und Rückkreuzen der Beine, wobei die Bewegung nur aus der Hüfte heraus erfolgen soll.	Rumpfmobilisation
1 Minute	Im Wechsel ein Bein dynamisch zum Rumpf ziehen und die Hände darunter zusammenklatschen.	Puls Erhöhung
1 Minute	Im Hopserlauf die Armen nach vorne und nach hinten kreisen.	Lockerung und Mobilisation der Arme

Trainingsbeispiele

Übungen

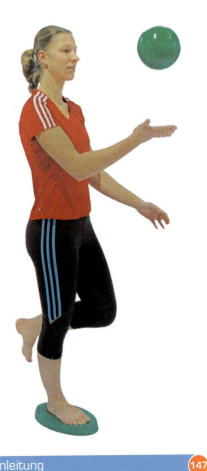

146 Anleitung

Einbeinstand auf stabiler Unterlage
Ein kleiner Ball wird mit einer Hand in die Luft geworfen und mit zwei Händen aufgefangen.

Hilfsmittel	Umfang
Kleiner Ball	2 x 8 Wiederholungen
Variation	

Mit einer Hand auffangen.
Von einer Hand zur anderen Hand werfen.

Anleitung 147

Thera-Band am Fußgelenk
Das Thera-Band wird an der Sprossenwand fixiert und unter Spannung am Fußgelenk befestigt. Nun das Spielbein langsam an das Standbein heranziehen und kontrolliert zurückführen. Das Band sollte während der gesamten Übungsausführung unter Spannung stehen.

Hilfsmittel	Umfang
Thera-Band, instabile Unterlagen	2 x 5 Wiederholungen
Variation	

Auf unterschiedlichen instabilen Unterlagen trainieren.

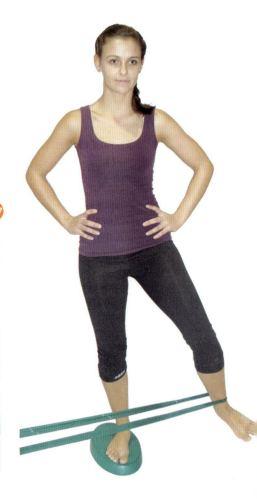

Trainingsbeispiele

Anleitung 148

Beinpresse mit Kreisel

Den Kreisel so positionieren, dass die Knie über den Fußgelenken stehen. Die Füße möglichst am Rand des Kreisels aufstellen.

Hilfsmittel	Umfang
Verschiedene Kreisel	2 x 8–12 Wiederholungen

Variation

Auch ohne Schuhe trainieren. Mit einem Bein. Den Fuß dabei in die Mitte des Kreisels stellen.

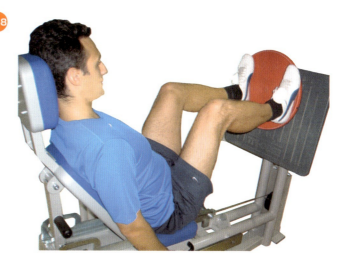

149 Anleitung

Ausfallschritt vorwärts

Den vorderen Fuß auf eine instabile Unterlage aufsetzen.

Hilfsmittel	Umfang
Unterschiedliche instabile Unterlagen nutzen.	Pro Bein 2 x 8–12 Wiederholungen

Variation

Zusätzlich eine instabile Unterlage unter den hinteren Fuß legen.

Trainingsbeispiele

Anleitung (150)

Flys rücklings
Die Arme 90 Grad vom Körper abspreizen und das Thera-Band® hinter den Körper ziehen.

Hilfsmittel	Umfang
Unterschiedliche instabile Unterlagen nutzen.	3 x 10–12 Wiederholungen

Variation
Die Übung kann auch am Seilzuggerät durchgeführt werden.

Anleitung (151)

Vorbeugen im Kniestand
Aus der Grundposition mit den Unterarmen in den Schlaufen des Sling-Trainers® den Oberkörper nach vorne bewegen.

Hilfsmittel	Umfang
Sling-Trainer® und Partner	3 x 10–20 Sekunden

Variation
Partner zieht leicht an den Seilen des Sling-Trainers®, um Instabilität zu erzeugen.
Knie abheben.

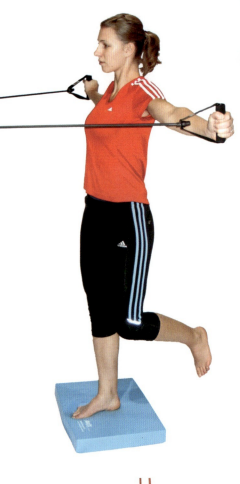

Trainingsbeispiele

Anleitung 152

Brücke

In Rückenlage die Waden in den Schlaufen des Sling-Trainers® fixieren und das Gesäß abheben. Dabei bildet der Körper unter Ganzkörperspannung eine Linie.

Hilfsmittel	Umfang
Sling-Trainer®	3 x 15–20 Sekunden

Variation

Beine abwechselnd zum Rumpf ziehen.
Nur ein Bein in der Schlaufe fixieren.
Hände vor dem Körper verschränken.
Den Schulterbereich auf eine instabile Unterlage legen.

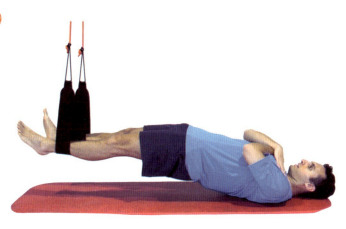

Anleitung 153

Diagonal Arm/Bein heben

In der Bauchlage auf den Pezzi-Ball liegen, ausbalancieren und Füße und Arme abwechselnd diagonal anheben.

Hilfsmittel	Umfang
Pezzi-Ball	3 x 10–15 Wiederholungen

Variation

Die Übung mit Gewichtsmanschetten durchführen.

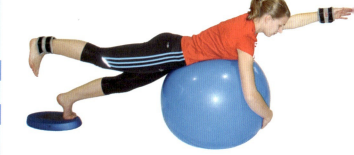

Anleitung 154

Chrunch mit Pezzi-Ball

In der Rückenlage den Pezzi-Ball zwischen Fersen und Po einklemmen. Oberkörper anheben und die Knie mit dem eingeklemmten Pezzi-Ball zur Brust ziehen ohne den Ball abzusetzen.

Hilfsmittel	Umfang
Pezzi-Ball	3 x 15–20 Wiederholungen

Variation

Schulterblätter zusätzlich vom Boden abheben.
Arme vor der Brust verschränken.
Hände an den Ohren positionieren.
Arme hinter dem Kopf ausstrecken.

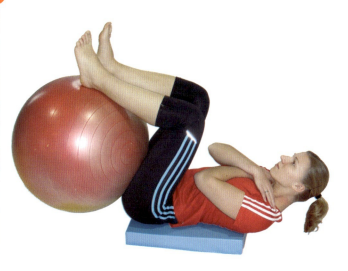

Trainingsbeispiele

Anleitung (155)

Reaktive Drehfestigkeit

Aus der Grundposition den XCO-Trainer® waagerecht mit beiden Händen an den Endkappen fassen, vor dem Rumpf nach links und rechts schleudern und abrupt abbremsen. Der Aufprall auf die Endkappen muss zu hören sein. Rumpf stabilisieren.

Hilfsmittel	Umfang
XCO-Trainer®	3 x 15–20 Wiederholungen

Variation
Einen Fuß vom Boden lösen. Unterschiedliche instabile Unterlagen benutzen und den Rumpf stabilisieren.

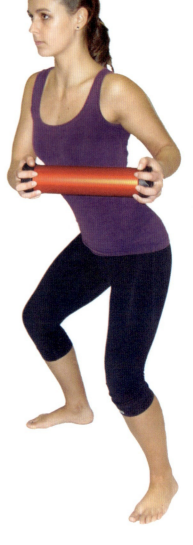

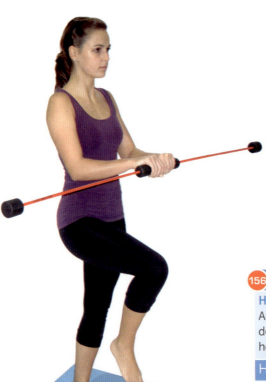

(156) Anleitung

Horizontales Schwingen

Aus der Grundposition den Flexi-bar® vor dem Körper mit leicht gebeugten Armen horizontal in Schwingung halten.

Hilfsmittel	Umfang
Flexi-bar®	2 x 5–10 Sekunden

Variation
Die Übung einbeinig durchführen.

8.3. Trainingsbeispiel für den Spielsportler

Das SAK-Training eines Spielsportlers muss den spezifischen Anforderungen an Spielsportarten gerecht werden. Die Fertigkeiten, die in Spielsportarten, vor allem in zweikampforientierten Ballsportarten, verlangt werden, können dem offenen Fertigkeitsniveau zugeordnet werden. Diese Fertigkeiten implizieren zudem die Reaktionen auf Gegner bedingte Störgrößen, Fintierungen, Zweikämpfe etc. und verlangen ein Höchstmaß an Gleichgewichtsregulation und Rumpf- sowie Gelenkstabilisation. Dabei stehen Übungssituationen im Vordergrund, die die Landung auf instabilen Untergründen nach Sprüngen fordern. Dies wird vor allem durch die Spezifität der Situationen Block (Volleyball), Sprungwurf (Handball), Kopfball (Fußball), Rebound (Basketball), Schmetterball (Tennis, Badminton) gegeben. Das Übungsprogramm wird mit einer kurzen Ganzkörpererwärmung eingeleitet.

Aufwärmen

Zeit	Übung	Ziel
2 Minuten	Das Aufwärmprogramm beginnt mit lockerem Laufen und variierenden Armbewegungen oder stationär auf einem Cardio-Gerät.	Langsames Aufwärmen
2 Minuten	Weite Ausfallschritte vorwärts und rückwärts.	
2 Minuten	Mit durchgestreckten Beinen laufen, dabei berühren die Hände bei jedem Schritt die Fußspitze. Beim Rückwärtslaufen berühren die Hände die Fersen.	Leichtes Dehnen
1 Minute	Im Kniehebellauf vorwärts und rückwärts die Fersen zum Gesäß ziehen.	
1 Minute	Abwechseln die Unterschenkel nach vorne auskicken.	
1 Minute	Im Hopserlauf die Armen nach vorne und nach hinten kreisen.	Lockerung und Mobilisation der Arme

Trainingsbeispiele

Übungen

Anleitung

Springen

In der Grundposition einbeinig auf einer instabilen Unterlage in die Hocke gehen, abspringen und mit dem Sprungbein kontrolliert auf dem Bosu-Ball® landen und das Gleichgewicht für einige Sekunden halten.

Hilfsmittel	Umfang
Bosu-Ball®	2 x 3–5 Wiederholungen
Variation	
Im Sprung einen Ball fangen.	

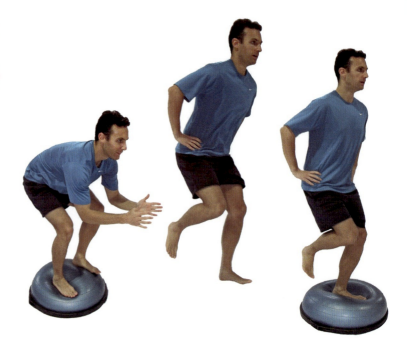

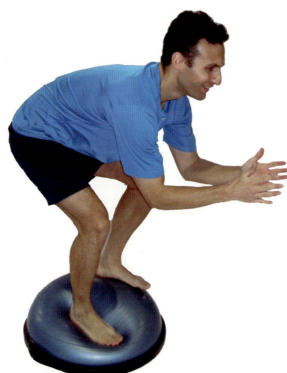

158 Anleitung

Stampfender Peter

Auf dem Bosu-Ball® in die Abfahrtshocke absenken und ganz schnelle Belastungswechsel von einem Fuß auf den anderen durchführen, wobei die Füße nicht abheben. Schnelle Frequenz.

Hilfsmittel	Umfang
Bosu-Ball®	*Beginner:* Aero-step 2 x 5–8 Sekunden. *Fortgeschrittene:* Bosu-Ball® 2 x 8–15 Sekunden. *Spezialisten:* Indo-Board 3 x 20–30 Sekunden.
Variation	
Während der Übung einen Ball am Boden prellen.	

Trainingsbeispiele

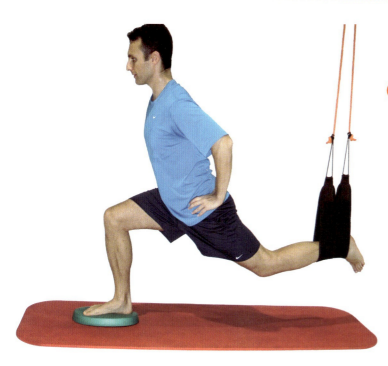

159 Anleitung

Einbeinkniebeuge
Ein Bein in die Schlaufe und diese um den Knöchel legen. Das Standbein steht weiter vom Lot des Seils weg. Jetzt das Standbein strecken und das Schlaufenbein nach vorne ziehen.

Hilfsmittel	Umfang
Slingtrainer	Pro Bein 2 x 8-12 Wiederholungen

Variation
Mit dem Standbein hochspringen. Mit dem Standbein auf eine instabile Unterlage stehen.

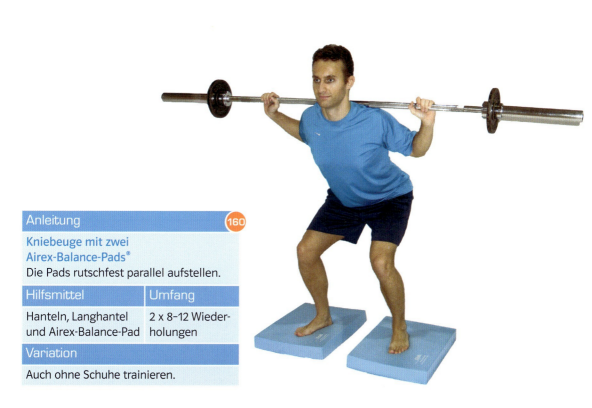

Anleitung 160

Kniebeuge mit zwei Airex-Balance-Pads®
Die Pads rutschfest parallel aufstellen.

Hilfsmittel	Umfang
Hanteln, Langhantel und Airex-Balance-Pad	2 x 8-12 Wiederholungen

Variation
Auch ohne Schuhe trainieren.

Trainingsbeispiele

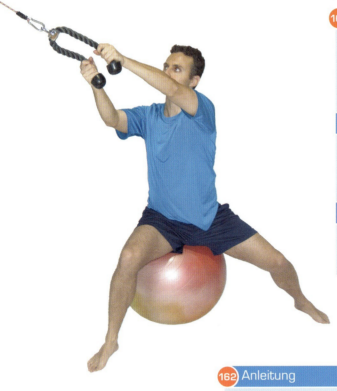

161 Anleitung

Abwärtsrotation am Seilzuggerät.
Breitbeinig auf einem Pezzi-Ball sitzen. Nun wird der Seilzug von oben nach unten zur diagonal entgegengesetzten Seite gezogen, wobei der Rumpf mit rotiert.

Hilfsmittel	Umfang
Seilzug, Pezziball, unterschiedliche instabile Unterlagen	Pro Seite 2 x 10-12 Wiederholungen

Variation
Auf dem Pezzi-Ball knien. Auf unterschiedlichen instabilen Unterlagen knien.

162 Anleitung

Unterarmstütz
Die Unterschenkel werden in den Schlaufen des Sling-Trainers® fixiert. Nun hebt sich der Körper unter Ganzkörperspannung vom Boden ab.

Hilfsmittel
Sling-Trainer®

Variation
Die Arme stützen sich auf unterschiedliche instabile Unterlagen und der Körper wird vor und zurück geschoben. Nur ein Bein in der Schlaufe fixieren.

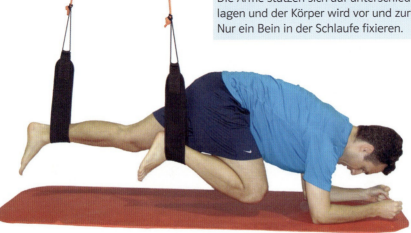

Trainingsbeispiele

Anleitung 163

Brücke mit Fersenzug

In der Rückenlage werden die Fersen in den Schlaufen des Sling-Trainers® fixiert. Dann wird das Gesäß angehoben und die Fersen werden zum Gesäß gezogen.

Hilfsmittel	Umfang
Sling-Trainer®	3 x 6-8 Wiederholungen

Variation

Knie nach außen strecken.
Nur ein Bein in der Schlaufe fixieren.
Den Schulterbereich auf eine instabile Unterlage legen.

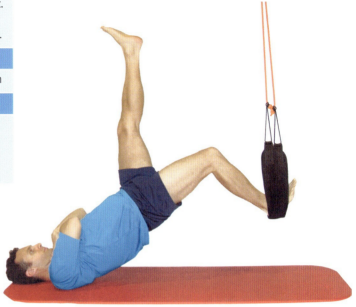

Anleitung 164

Chrunch auf dem Pezzi-Ball

Legen Sie sich mit dem unteren Rücken auf den Ball, während Sie die Unterschenkel rechtwinklig zum Oberschenkel am Boden abstützen. Jetzt den Oberkörper bis zur Maximalkontraktion der Bauchmuskulatur aufrichten, kurz die Spannung halten und wieder absetzen. Der Blick ist nach oben gerichtet.

Hilfsmittel	Umfang
Pezzi-Ball	3 x 12-20 Wiederholungen

Variation

Arme vor der Brust verschränken.
Hände an den Ohren positionieren.
Arme hinter dem Kopf ausstrecken.

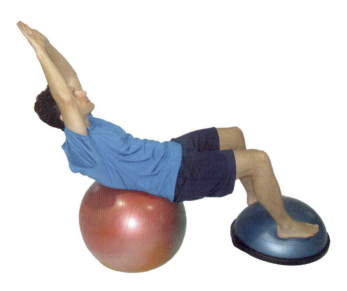

Trainingsbeispiele

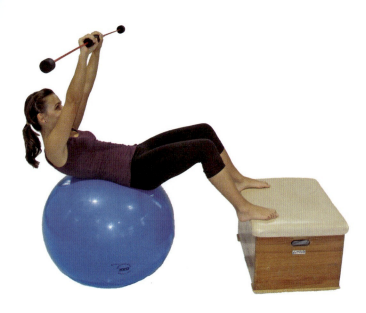

165 Anleitung

Crunch auf dem Pezzi-Ball mit Flexi-bar®

Der Rumpf bleibt statisch aufgerichtet. Beine, Rumpf und Arme bilden eine Linie. Den Flexi-bar® mit beiden Händen über dem Kopf waagerecht in Schwingung halten.

Hilfsmittel	Umfang
Pezzi-Ball und Flexi-bar®	3 x 10–20 Sekunden
Variation	

Oberkörper absenken und aufrichten. Flexi-bar® bleibt in Schwingung.

166 Anleitung

Liegestütz über den Pezzi-Ball

Legen Sie sich mit den Beinen auf den Pezzi-Ball, wobei der ganze Körper eine Linie bildet. Dann die Liegestütz ausführen.

Hilfsmittel	Umfang
Pezzi-Ball	3 x 8–12 Wiederholungen
Variation	

Den Pezzi-Ball weiter zu den Füßen schieben.
Mit unterschiedlichen instabilen Unterlagen unter den Händen trainieren.

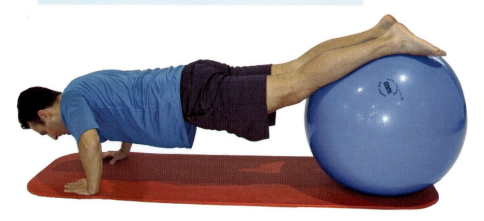

Trainingsbeispiele

Anleitung 167

Ball zurückspielen

Im Stand auf einer instabilen Unterlage wird ein zugeworfener Ball Disziplinspezifisch zurückgespielt.

Hilfsmittel	Umfang
Unterschiedliche instabile Unterlagen und unterschiedliche Bälle	3 x 8–10 Wiederholungen

Variation

Die Übung im Einbeinstand auf unterschiedlichen instabilen Unterlagen durchführen.

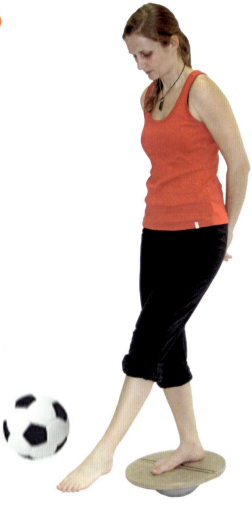

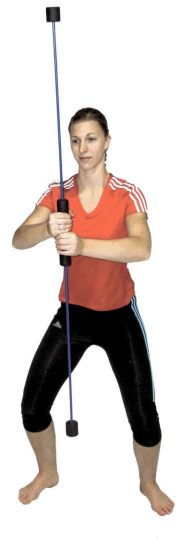

168 Anleitung

Rüttelmönch

Aus der Grundposition den Flexi-bar® senkrecht vor dem Körper beidhändig nach links und rechts in Schwingung halten.

Hilfsmittel	Umfang
Flexi-bar®	2 x 15–20 Sekunden

Variation

Abwechselnd mit dem rechten und linken Fuß einen Ball zurückspielen, dabei den Flexibar in Schwingung halten.

8.4. Trainingsbeispiel für den ambitionierten Läufer

Das Trainingsbeispiel eines ambitionierten Läufers umfasst einerseits Übungsformen zur Gelenkstabilisation, um Distorsionstraumata beim Umknicken in unebenem Gelände entgegenzuwirken, andererseits soll das SAK-Training zur Rumpfkräftigung beitragen, um die beim Laufen auftretenden Druck- und Stauchbelastungen des passiven Bewegungsapparates aufzufangen. Ein dritter Aspekt dient der Leistungsoptimierung, indem die beim Laufen über die Beinmuskulatur in den Rumpf eingeleiteten Vortriebskräfte auf einen stabilisierten Körperkern treffen und somit nicht verpuffen können.

Auch hier beginnt das Training mit einer kurzen Ganzkörpererwärmung.

Aufwärmen

Zeit	Übung	Ziel
2 Minuten	Das Aufwärmprogramm beginnt mit lockerem Traben, wobei abwechselnd das rechte und linke Bein angeferst werden soll.	Langsames Aufwärmen
2 Minuten	Im Wechsel ein Bein im Einbeinstand ganz fest mit den Armen an den Körper ziehen kurz halten. Anschließend einen weite Ausfallschritte ausführen.	
2 Minuten	Im Wechsel die Ferse zum Gesäß ziehen, danach einen weiten Schritt rückwärts ausführen.	Leichtes Dehnen
1 Minute	Im Rhythmus ein Bein in die Luft kicken und unter dem Bein die Hände zusammen klatschen.	Rhythmisierung
1 Minute	Lockere Laufsprünge in die Fortbewegung durchführen.	Pulserhöhung
1 Minute	Im Hopserlauf die Armen nach vorne und nach hinten kreisen.	Lockerung und Mobilisation der Arme

Trainingsbeispiele

Übungen

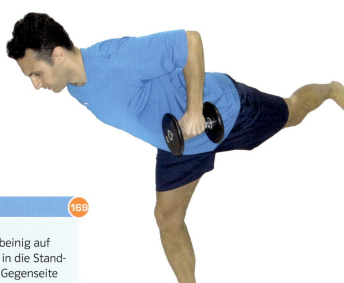

Anleitung 169

Standwaage mit Gewicht

Aus der Grundposition einbeinig auf einer instabilen Unterlage in die Standwaage gehen und mit der Gegenseite eine Kurzhantel bis zur Hüfte hochziehen und wieder ablassen.

Hilfsmittel	Umfang
Hantel	2 x 8–12 Wiederholungen

Variation

Partner zieht am Standbein mit dem Thera-Band in verschiedene Richtungen.

Anleitung 170

Gewichtsmanschette

Das mit einer Gewichtsmanschette belastete Spielbein mit der Ferse zum Po ziehen und anschließend das Bein erneut nach vorne ausstrecken.

Hilfsmittel	Umfang
Gewichtsmanschette	2 x 6–10 Wiederholungen

Variation

Ball fangen.

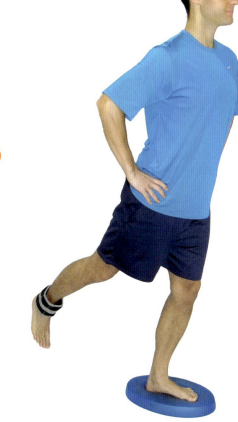

Trainingsbeispiele

Anleitung (171)

Einbeingniebeuge rückwärts

Die Unterarme in den Schlaufen des Sling-Trainers® fixieren und den Oberkörper zurücklehnen. Nun Einbeinkniebeugen durchführen, so dass sich beim Beugen das Knie nicht über die Fußspitze schiebt.

Hilfsmittel	Umfang
Sling-Trainer®	Pro Bein 2 x 8–12 Wiederholungen

Variation

Mit dem Standbein hochspringen. Mit dem Standbein auf unterschiedlichen instabilen Unterlagen trainieren.

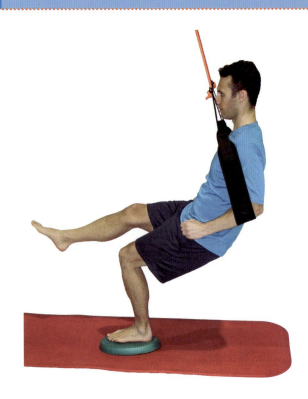

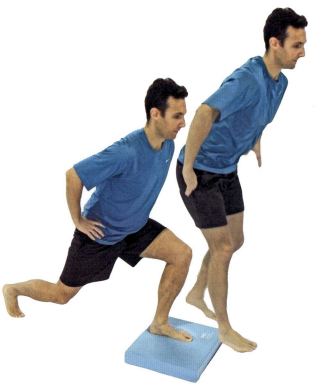

Anleitung (172)

Schnell wechselnder Ausfallschritt

Den Ausfallschritt auf einer instabilen Unterlage durchführen. Mit dem vorderen Bein nach hinten abspringen und in der Luft die Beine wechseln. Das hintere Bein landet vorne auf der instabilen Unterlage.

Hilfsmittel	Umfang
Unterschiedliche instabile Unterlagen	3 x 8–12 Wiederholungen

Variation

Beide Beine landen auf instabilen Unterlagen.

Trainingsbeispiele

Anleitung

Einarmstrecken diagonal aufwärts

Im aufrechten Stand Seilzug mit fixiertem Rumpf einarmig diagonal von der Hüfte in die Armstreckung über Kopfhöhe ziehen.

Hilfsmittel	Umfang
Seilzuggerät und Gummizüge	3 x 8-12 Wiederholungen

Variation

Unterschiedliche instabile Unterlagen nutzen.

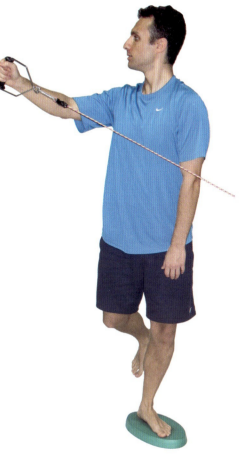

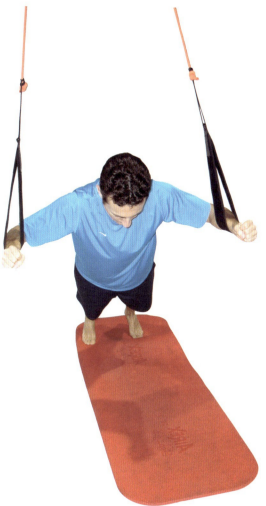

Anleitung (174)

Butterfly vorwärts

Aus dem Stand legt sich der Körper mit den Unterarmen in die Schlaufen des Sling-Trainers®. Dann öffnen sich die Arme langsam nach außen und schließen sich wieder.

Hilfsmittel	Umfang
Sling-Trainer®	3 x 6-8 Wiederholungen

Variation

Instabile Unterlage unter die Füße stellen. Ein Bein abheben und in der Hüfte stabil bleiben.

Trainingsbeispiele

Anleitung

Seitlicher Unterarmstütz

Das untere Bein in den Schlaufen des Sling-Trainers® fixieren. Das Gesäß abheben und das freie Bein nach oben strecken und statisch halten.

Hilfsmittel	Umfang
Sling-Trainer®	Pro Seite 2 x 10–15 Sekunden

Variation

Instabile Unterlage unter dem Stützarm positionieren. Oberes Bein dynamisch heben und senken. Oberes Bein nach vorne und hinten stecken.

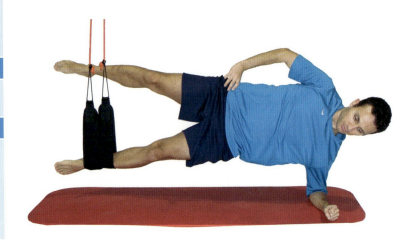

Anleitung

Gummiband über Kreuz ziehen

Einbeinig mit Oberkörpervorlage auf einer instabilen Unterlage stehen und die Arme innenrotiert gegen den Widerstand von zwei fixierten Gummibändern nach vorne vor dem Körper zusammenführen.

Hilfsmittel	Umfang
Seilzuggerät und Gummibänder	3 x 10–12 Wiederholungen

Variation

Mit zwei Seilzügen beidbeinig auf unterschiedlichen instabilen Unterlagen trainieren.

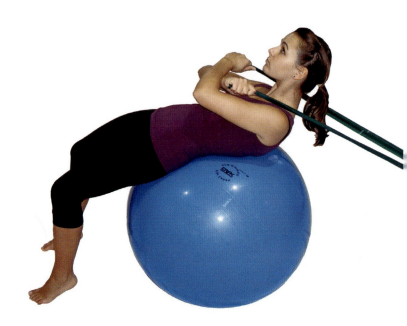

Trainingsbeispiele

Anleitung

Liegestütz mit explosivem Abheben
Eine explosive Liegestützstreckung durchführen, sodass beide Hände zusammenklatschen können.

Hilfsmittel	Umfang
Pezzi-Ball	3 x 6–10 Wiederholungen

Variation
Diese Übung ist auch umgekehrt, also mit den Beinen auf dem Pezzi-Ball abstützend, durchführbar.

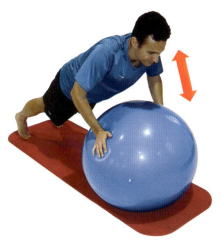

178 Anleitung

Holzhacken
Aus der Grundposition den XCO mit beiden Händen in der Mitte fassen, über dem Kopf halten, explosiv nach unten schleudern und auf Bauchhöhe schlagartig abstoppen. Das Gleiche jetzt von unten nach oben.

Hilfsmittel	Umfang
XCO	3 x 15–20 Wiederholungen

Variation
Instabile Unterlagen unter den Füßen.

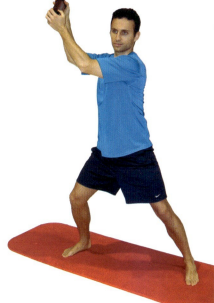

Anleitung 179

Flexen mit Rotation des Oberkörpers
Aus der Grundposition unter Rotation des Oberkörpers den schwingenden Flexi-bar® von links nach rechts und umgekehrt führen.

Hilfsmittel	Umfang
Flexi-bar®	2 x 6–8 Wiederholungen

Variation
Auf unterschiedlichen instabilen Unterlagen trainieren.

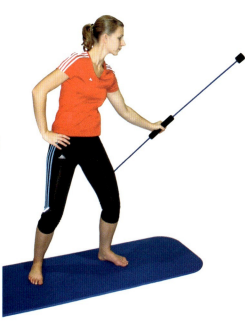

8.5. Trainingsbeispiel für den Rückschlagspieler

Bei Rückschlagspielen wie Tennis, Squash, Badminton oder Tischtennis besteht in Abhängigkeit von unterschiedlichen Spielböden (Halle, Rasen, Asche) und der mit diesen Sportarten bedingten schnellen Spielweise mit häufigen, abrupten Richtungswechseln eine hohe Beanspruchung des aktiven wie passiven Bewegungsapparates. Die sich hieraus ableitbaren Risiken von Distorsionstraumata können durch ein SAK-Training minimiert werden. Zudem entstehen bei der spieltechnisch vorgegebenen Asymmetrie der Bewegungshandlungen (bevorzugter Schlagarm) die Gefahr von einseitiger Belastung und damit verbundenen muskulären Dysbalancen. Das SAK-Training kann diese muskulären Dysbalancen ausgleichen. Da Rückschlagspiele von der Spielzeit nicht begrenzt sind, ist mit latenter Ermüdung bei langen Ballwechseln und eines sich daraus ableitbaren höheren Verletzungsrisikos zu rechnen. Auch hier kann durch ein SAK-Training die Qualität der Bewegung und der Bewegungssteuerung verbessert werden, um ermüdungsbedingte Verletzungsrisiken zu minimieren.

Aufwärmen

Zeit	Übung	Ziel
2 Minuten	Das Aufwärmprogramm beginnt mit lockeren Sidesteps.	Langsames Aufwärmen
2 Minuten	Seitlich laufen, im Wechsel das rechte und linke Bein überkreuzen.	
2 Minuten	Im Wechsel die Knie zum Körper und die Fersen zum Gesäß ziehen, danach einen weiten seitlichen Schritt ausführen.	Leichtes Dehnen
1 Minute	Über eine gedachte Linie springen, dabei das Knie nach oben ziehen. Tempo steigern.	Rhythmisierung
1 Minute	Schneller Fächerlauf. Kurze Sprints zur Seite in die Mitte und zur anderen Seite.	Puls Erhöhung
1 Minute	Im Hopserlauf die Arme nach vorne und nach hinten kreisen.	Lockerung und Mobilisation der Arme

Trainingsbeispiele

Übungen

a)

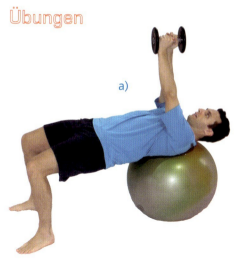

b)

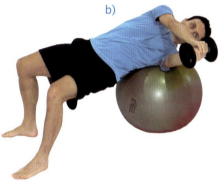

180 Anleitung

Oberkörperrotation
Die Schultern liegen auf dem Pezzi-Ball auf. Rumpf- und Gesäßmuskulatur sind angespannt. Die Arme sind ausgestreckt und halten eine Hantel. Der Oberkörper rotiert abwechselnd nach links und rechts auf dem Ball.

Hilfsmittel	Umfang
Pezzi-Ball und Hantel	3 x 8–12 Wiederholungen

Variation

Instabile Unterlagen unter die Füße legen.

Anleitung 181

Ausfallschritt vorwärts überkreuzen
Das vordere Bein überkreuzt das hintere Bein beim Aufsetzen auf eine instabile Unterlage. Die Position kurz halten und anschließend das vordere Bein intensiv von der Unterlage abdrücken.

Hilfsmittel	Umfang
Unterschiedliche instabile Unterlagen.	Pro Bein 2 x 8–12 Wiederholungen

Variation

Dynamische Ausführung.
Eine weitere instabile Unterlage auch unter den hinteren Fuß positionieren.
Mit Kurzhanteln durchführen.

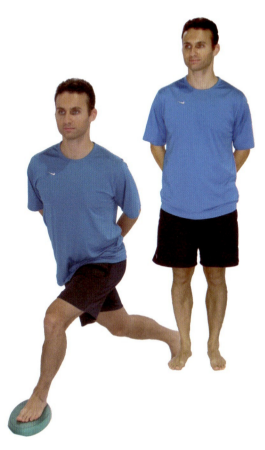

Trainingsbeispiele

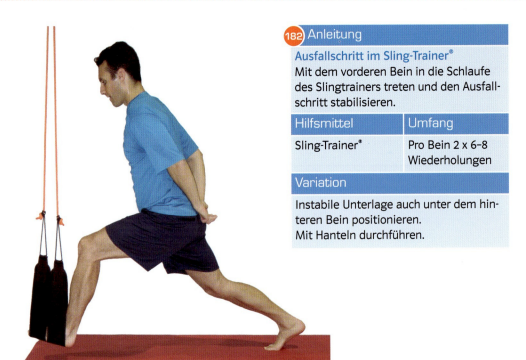

182) Anleitung

Ausfallschritt im Sling-Trainer®
Mit dem vorderen Bein in die Schlaufe des Slingtrainers treten und den Ausfallschritt stabilisieren.

Hilfsmittel	Umfang
Sling-Trainer®	Pro Bein 2 x 6–8 Wiederholungen

Variation
Instabile Unterlage auch unter dem hinteren Bein positionieren. Mit Hanteln durchführen.

Anleitung 183

Butterfly vorwärts
Aus dem Stand legt sich der Körper mit den Unterarmen in die Schlaufen des Sling-Trainers®. Dann öffnen sich die Arme langsam nach außen und schließen sich wieder.

Hilfsmittel	Umfang
Sling-Trainer®	3 x 6–8 Wiederholungen

Variation
Instabile Unterlage unter die Füße stellen. Ein Bein abheben und in der Hüfte stabil bleiben.

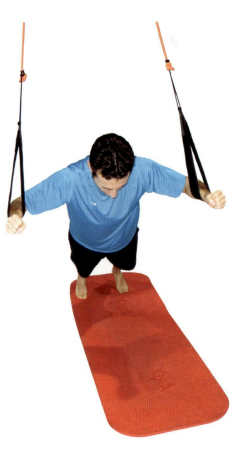

Trainingsbeispiele

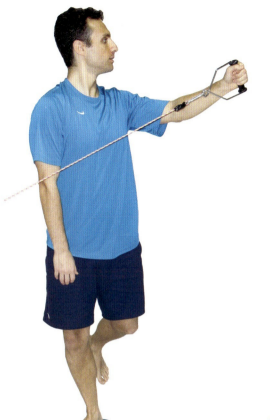

184) Anleitung

Rückhandschlag
Seitlich zum Seilzuggerät stehen und den Griff diagonal von unten nach oben ziehen.

Hilfsmittel	Umfang
Seilzuggerät und Gummiband	Pro Seite 2 x 8–12 Wiederholungen

Variation
Unterschiedliche instabile Unterlagen nutzen.

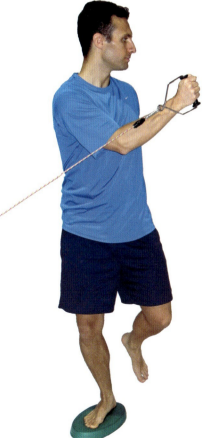

Anleitung 185

Einbeinig Vorhandschlag
Verbunden mit einer Rotation des Rumpfes wird ein Vorhandschlag gegen den Widerstand des Seilzuggerätes durchgeführt.

Hilfsmittel	Umfang
Seilzuggerät, Gummiband und unterschiedliche instabile Unterlagen	Pro Seite 2 x 8–12 Wiederholungen

Variation
Der Partner zieht in verschiedene Richtungen mit einem Gummiband am Knie des Übenden.

Trainingsbeispiele

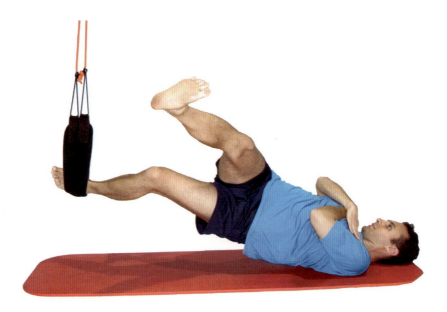

Anleitung

Einbeinige Rotations-Brücke

In der Rückenlage ein Bein in der Schlaufe des Sling-Trainers® fixieren und das Gesäß abheben. Das freie Bein nach oben strecken und gestreckt nach links und rechts führen.

Hilfsmittel	Umfang
Sling-Trainer®	Pro Bein 2 x 6–8 Wiederholungen
Variation	
Die Schulterblätter auf unterschiedliche instabile Unterlagen legen.	

Anleitung

Rückhandschlag diagonal

Aus der Grundposition umfassen die Hände beide Kappen des XCO-Trainers® und führen einen diagonal aufwärtsgerichteten Rückhandschlag durch. Am Ende der Bewegung den Schlag abrupt stoppen.

Hilfsmittel	Umfang
XCO-Trainer®	Pro Seite 2 x 10–15 Wiederholungen

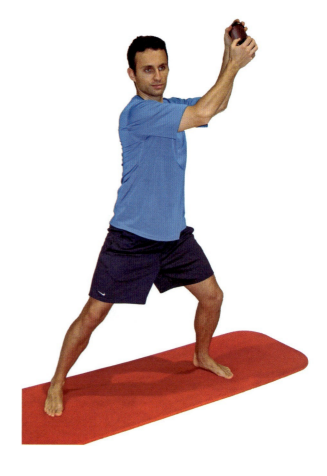

Trainingsbeispiele

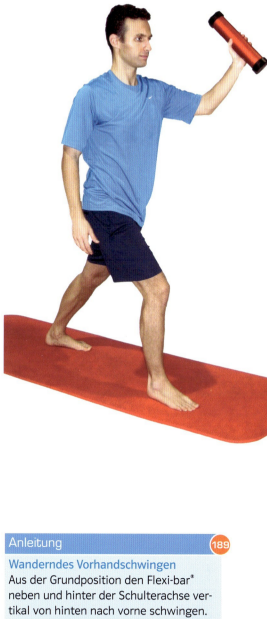

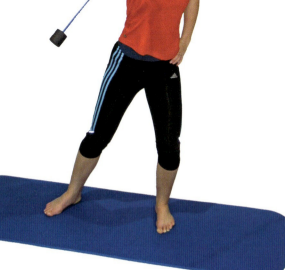

188) Anleitung

Tennisaufschlag

Aus der Grundposition in die Schrittstellung gehen, den XCO-Trainer® nur mit einer Hand führen (wie beim Tennisaufschlag) und mit einer Oberkörperrotation nach vorne-unten verbinden. Am Ende der Bewegung das Gerät schlagartig abstoppen.

Hilfsmittel	Umfang
XCO-Trainer®	Pro Arm 2 x 10–15 Wiederholungen

Anleitung (189)

Wanderndes Vorhandschwingen

Aus der Grundposition den Flexi-bar® neben und hinter der Schulterachse vertikal von hinten nach vorne schwingen.

Hilfsmittel	Umfang
Flexi-bar®	Pro Arm 3 x 8–15 Sekunden

Variation

Einbeinig stehen. Unterschiedliche instabile Unterlagen nutzen.

Literaturhinweise

- ANDERSON, K., BEHM, D.G. (2005). Trunk muscle activity increases with unstable squat movements. Can. J. Appl. Physiol., 30.

- BEHM, D.G., ANDERSON, K. (2006). The role of instability with resistance training. J. Strength Condition Res., 20.

- BEHM, D.G., ANDERSON, K., CURNEW, R.S. (2002). Muscle force and activation under stable and unstable conditions. J. Strength Condition Res., 16.

- BREHM, W. (1998). Wie lehrt man offene Fertigkeiten. In: Bielefelder Sportpädagogen, Methoden im Sportunterricht. Schorndorf.

- DIEMER, F., SUTOR, V. (2007). Praxis der medizinischen Trainingstherapie. Stuttgart, New York.

- HÄFELINGER, U., SCHUBA, V. (2009). Koordinationstherapie - Propriozeptives Training. Aachen. Meyer & Meyer.

- JEROSCH, J. (2007). Sensomotorik / Propriozeption. In: HASSENPFLUG (Hrsg.), Handbuch Sportorthopädie-Traumatologie. Schorndorf.

- KAPANDJI, I.A. (2001). Funktionelle Anatomie der Gelenke.

- KIBELE, A.; BEHM, D.; FISCHER, S; CLASSEN, C. (2009). Krafttraining unter Instabilität – eine neue Variante des sensomotorischen Trainings mit hoher Reizintensität. In: Zschrft. Leistungssport 6/09.

- LOOSCH, E. (1999). Allgemeine Bewegungslehre. Wiebelsheim.

- LÜCHTENBERG, D. (2005). Funktionelles Begleittraining im Ausdauersport. Leistung optimieren, Überlastung vermeiden. Aachen.

- MARTIN, D.; CARL, K.; LEHNERTZ, K. (2001): Handbuch Trainingslehre. Schorndorf

- NEUMAIER, A.; MECHLING, H.; STRAUSS, R. (2003): Koordinative Anforderungsprofile ausgewählter Sportarten. Köln.

- PAGE, P. (2006). Sensormotor training: A global approach for balance training. J. Bodywork Movement Therapy, 50.

- ROTH, K. (1998). Wie lehrt man schwierige geschlossene Fertigkeiten? In: Bielefelder Sportpädagogen, Methoden im Sportunterricht. Schorndorf.

- SCHMIDTLEIN, O.; MÜLLER-WOHLFAHRT, M. (2007). Besser Trainieren.

- SCHMIDT, R., LANG, F., THEWS, G. (2005). Physiologie des Menschen mit Pathophysiologie. Heidelberg.

- SCHÖLLHORN, W. (1999). Individualität – ein vernachlässigter Parameter? Leistungssport 29.

- TAUBE, W., GRUBER, M., BECK, S., FAIST, M., GOLLHOFER, A., SCHUBERT, M. (2007). Cortical and spinal adaptions induced by balance training: correlation between stance stability and corticospinal activation. Acta. Physiol., 189.

- VERSTEGEN, M.; WILLIAMS, P. (2006). Core Performance. München.

- WOLLNY, R. (2007). Bewegungswissenschaft. Aachen.

- ZIMMERMANN, K. (1998). Konditionelle Fähigkeiten und Beweglichkeit. In: MEINEL/SCHNABEL (HRSG.). Bewegungslehre – Sportmotorik. Berlin.

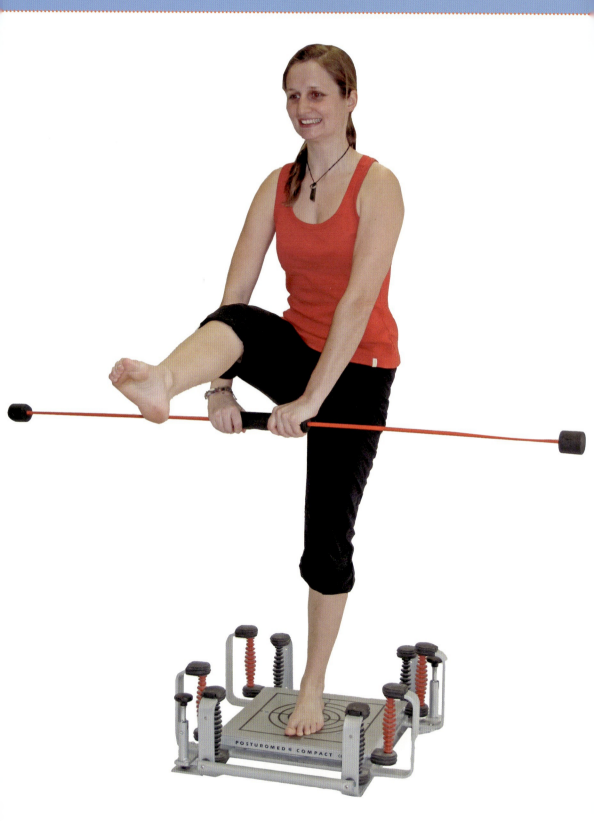

FÜR IHRE NOTIZEN

FÜR IHRE NOTIZEN

Für den perfekten Körper

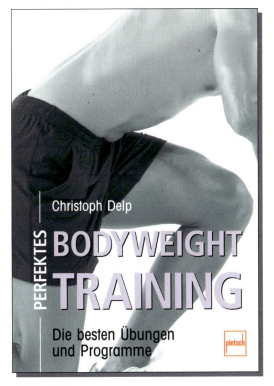

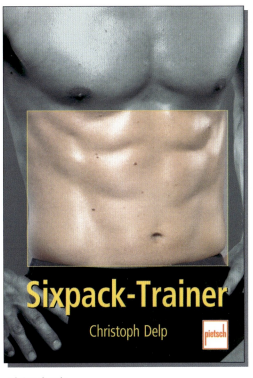

Christoph Delp
Sixpack-Trainer
104 Seiten, 152 Farbbilder, 1 Zeichnung,
Format 170 x 240 mm
ISBN 978-3-613-50501-8   € 14,95

Christoph Delp
Perfektes Bodyweight Training
Die besten Übungen und Programme
112 Seiten, 198 Farbbilder, Format 170 x 240 mm
ISBN 978-3-613-50538-4   € 14,95

IHR VERLAG FÜR FITNESS-BÜCHER
Postfach 10 37 43 · 70032 Stuttgart
Tel. (07 11) 2 10 80 65 · Fax (07 11) 2 10 80 70
www.paul-pietsch-verlage.de

Stand März 2010
Änderungen in Preis und Lieferfähigkeit vorbehalten

Bewährte Fitnessprogramme für den Mann

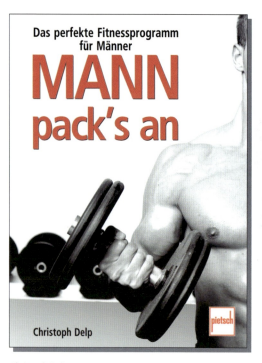

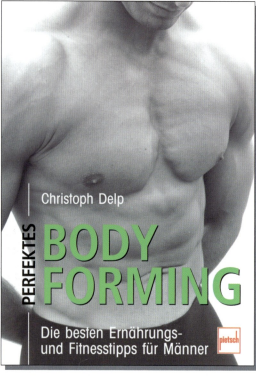

Christoph Delp
Mann pack's an
Das perfekte Fitnessprogramm für Männer
112 Seiten, 187 Farbbilder, Format 170 x 240 mm
ISBN 978-3-613-50583-4   **€ 14,95**

Christoph Delp
Perfektes Bodyforming
Die besten Ernährungs- und Fitnesstipps für Männer
112 Seiten, 209 Farbbilder, Format 170 x 240 mm
ISBN 978-3-613-50584-1   **€ 14,95**

IHR VERLAG FÜR FITNESS-BÜCHER
Postfach 10 37 43 · 70032 Stuttgart
Tel. (07 11) 2 10 80 65 · Fax (07 11) 2 10 80 70
www.paul-pietsch-verlage.de

Stand März 2010
Änderungen in Preis und Lieferfähigkeit vorbehalten